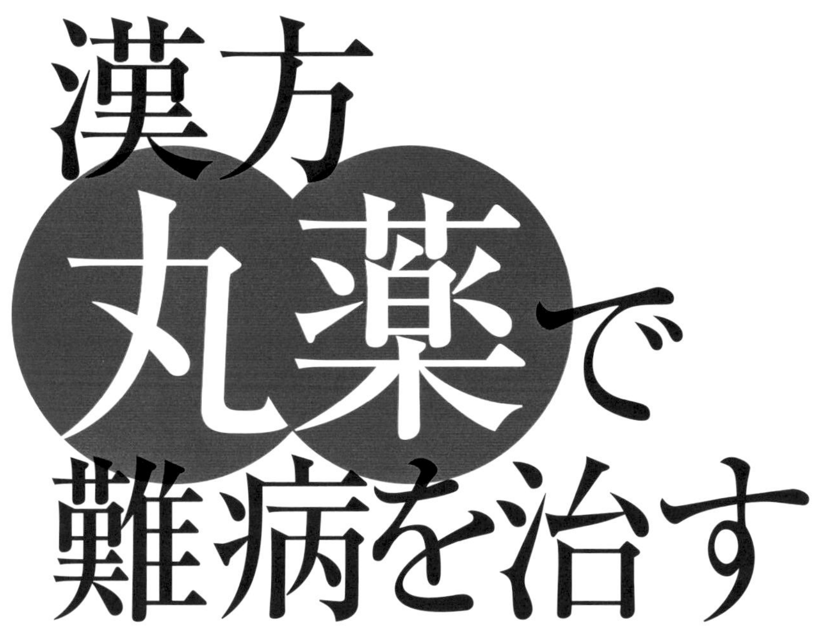

漢方丸薬で難病を治す

日笠 穣 著

山本巌漢方を発展させたら
丸薬にたどり着いた！

メディカルユーコン

日笠穣の漢方丸薬コレクション全品目

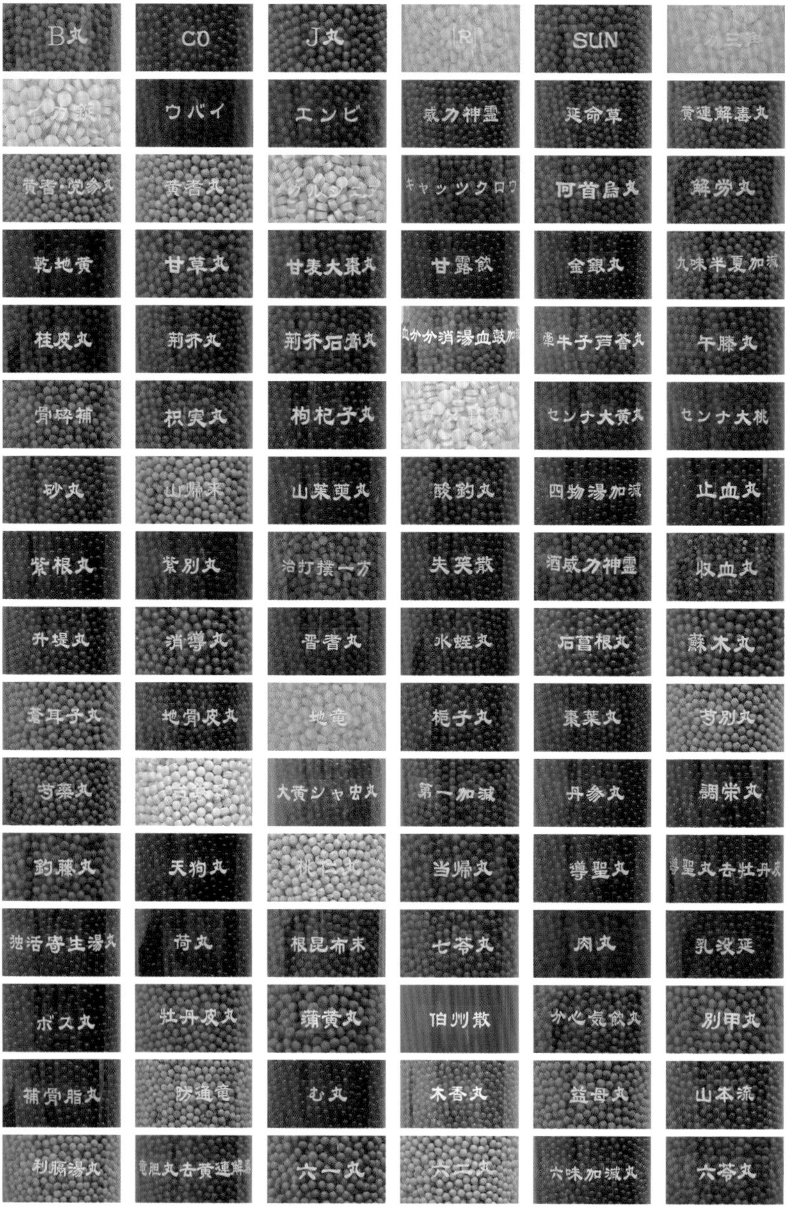

B丸	CO	J丸	R	SUN	[illegible]
[illegible]	ウバイ	エンビ	威力神霊	延命草	黄連解毒丸
黄耆・党参丸	黄耆丸	[illegible]	キャッツクロウ	何首烏丸	解労丸
乾地黄	甘草丸	甘麦大棗丸	甘露飲	金銀丸	九味半夏加減
桂皮丸	荊芥丸	荊芥石膏丸	血分分消湯血鼓加	牽牛子芦薈丸	午膝丸
骨砕補	枳実丸	枸杞子丸	[illegible]	センナ大黄丸	センナ大桃
砂丸	山帰来	山茱萸丸	酸棗丸	四物湯加減	止血丸
紫根丸	紫別丸	治打撲一方	失笑散	酒威力神霊	収血丸
升堤丸	消導丸	晋耆丸	水蛭丸	石菖根丸	蘇木丸
蒼耳子丸	地骨皮丸	地竜	梔子丸	棗葉丸	芍別丸
芍薬丸	[illegible]	大黄シャ虫丸	第一加減	丹参丸	調栄丸
釣藤丸	天狗丸	桃仁丸	当帰丸	導聖丸	導聖丸去牡丹皮
独活寄生湯丸	荷丸	根昆布末	七苓丸	肉丸	乳没延
ボス丸	牡丹皮丸	蒲黄丸	伯州散	分心気飲丸	別甲丸
補骨脂丸	防通竜	む丸	木香丸	益母丸	山本流
利膈湯丸	竜胆丸去黄連解	六一丸	六二丸	六味加減丸	六苓丸

はじめに

本当に漢方を使いこなすためには、一つ一つの生薬の薬効を詳しく知り、病気に合わせて生薬を組み合わせ新しい処方を創る能力を持つ必要がある。

私の丸薬コレクションを見れば、既存の処方がほとんどないことが分かる。私が日常使っている丸薬はこれらの中の20種類にも満たない。それでありながらこれらを数種類組み合わせることで、ほとんどすべての病気に対応できている。長年生薬の研究を行ってきたおかげで、ここまで処方を単純化することができた。単味の生薬でも処方以上に効くものもある。

私は漢方医としての腕を持つために二つの壁を乗り越えなければならなかった。第一の壁は自費診療の壁である。私が開業した時は保険医療機関で自費の薬を出すと保険医の取り消し処分を受ける可能性があった。もし保険医を取り消されると、開業が出来なくなるだけではなく、病院に勤めることさえできなくなってしまう。私は煎じ薬を使いこなす腕を持ちたかったので、看板もあげず、クリニックの電話番号を電話帳に載せることもせずに密かに開業した。それでも山本巌先生の教えのおかげでクリニックは順調だった。

誤解なきように言っておくが私は混合診療をしていない。混合診療とは同一患者さんに自費の薬と保険の薬を同時に出すことを言う。私は自費の患者さんには自費の薬しか出して来なかった。

開業して10年ばかりするとバイアグラが発売されるにあたり、自費のカルテと保険のカルテを明確に分ければ保険医療機関でも自費の薬を出せることが明言された。

実は保険医療機関で自費診療する事は以前より法律違反ではない。産科で通常の出産の時は自費診療だが、少しでも異常があればすぐに保険診療に切り替わる。つまり保険医療機関で自費診療することは以前から何の問題もない。法律的にはそうなのだが、漢方の場合は何故か禁止されていた。

そして一度保険医取り消しの処分が下ると、地位保全の裁判をしているうちに破産してしまうことになる。

もう一つの壁は煎じ薬の問題である。よほどの腕がないと味の悪い煎じ薬を毎日煎じて飲んでくれる患者さんはいない。この問題を私は丸薬を作ることで解決した。また単味生薬の丸薬を作ることで生薬の薬効を詳しく知ることができるようになった。

ただし、丸薬を作ることも容易ではなかった。丸薬を作る賦形剤として、とうもろこしのデンプンを問屋に売ってくれるように頼んだが、コンプライアンスに反すると言われて売ってくれなかった。どうして食品添加物を医者に売るのが法律に違反するのだろう？

日本では新しくベンチャーを起こす人が少ないと言われているが、民間も役所もめんどくさいことに関わりたくないという状況の中では、よほどの覚悟がないと新しいことはできない。

現代の難病を治す漢方処方を開発するためには私のやり方、つまり丸薬を使った解析方法しかないと私は信じている。

この本の中で漢方処方の分析の仕方、生薬単味の薬効、処方の組み方などを詳しく説明した。さらに勤務医でも私の丸薬を使って難病を治す方法があることを提示した。難病に苦しむ人々を治すために、丸薬を使った治療法を広げていきたいと思う。

2020 年 2 月

著者　日笠　穣

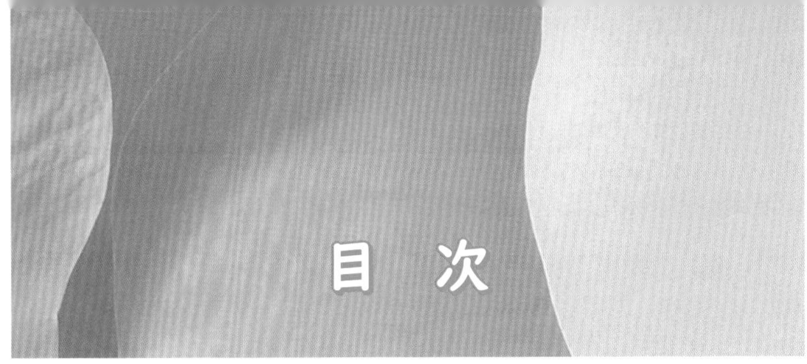

Section 1 漢方との出逢い～丸薬の創成・製造まで

Section 2 山本巌の業績～山本巌漢方は何故わかりやすいのか？

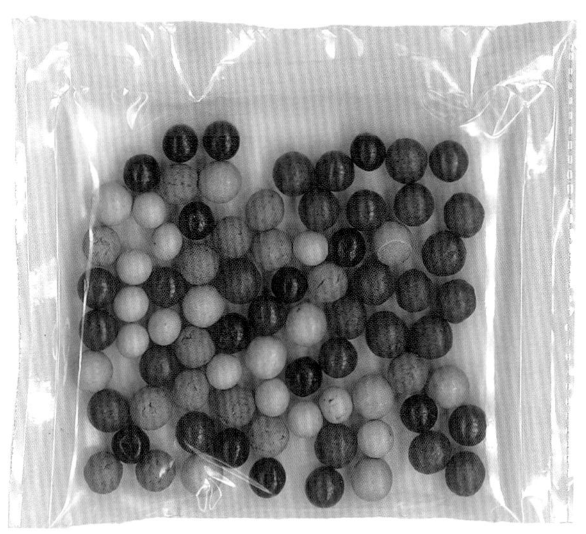

Section 1

漢方との出逢い〜丸薬の創成・製造まで

漢方との出逢い

私の祖父はハーバード大学出の優秀な外科医だった。晩年、病に倒れて神戸の病院に入院した。1960年頃である。母は父親の病状を心配し、漢方医のもとに薬を調合してもらいに出かけた。訪ねた漢方医は板垣退助のような白い髭を生やし、いかにも漢方医らしい身なりをしていた。母は十分な薬代を持って出かけたつもりであったが、薬の値段が高くて、財布の小銭をかき集めてなんとか支払って帰ってきた。その薬を祖父に投与すると、西洋医学の薬のように強い薬理作用をもっていることに祖父は驚いたという。そして母に「この薬はきつ過ぎて今は飲めない。もう少し元気になったら飲むから」と言った。その後、祖父の病状は回復せず薬を飲めないまま亡くなってしまった。その漢方医が山本巌先生の師匠にあたる中島随象先生であることを知ったのは何十年か後になる。

＊

その後、私の人生の中で漢方が出てくるのは医学部に入った10年ばかり後になる。小学校から大学に入るまでの10年ほどの間、私の関心はどうやって医者になるかということに注がれ、また漢方を学ぶような機会もなかったのである。

1973年9月19日、私は神戸の三宮地下街の流泉書店で一冊の本を手にした。それは中公新書の『漢方』という書物であった。石原明氏が書いたその本は現在に至るまでの漢方の歴史を書いたものである。特に漢方に興味があったわけではない。本好きな私はいろんな書物を乱読していた。その一環として買い求めた。ただ、購入した日が分かるのは、読後の感想メモが本に挟まれていたからである。そこには次のような文章が書かれている。

「中医学は実践の効果を追いすぎたために基礎医学の発展が遅れ、それゆえ生薬は効果があっても何故効果があるか分からないものが多い。漢方は現代医学の発展のヒントにはなっても西洋医学にとって代わって主流の医学になることは考えにくい」。

兵庫医科大学の2回生だった私は漢方に否定的な感想を持っていた。

大学を卒業すると研修を終えた後に県立尼崎病院の内科に勤務した。そこには東洋医学研究所が併設されていた。漢方が好きだった坂井知事の命により私の父が設立に関わって出来たのだが、私が行ったときは創設から5年くらい経っていた。尼崎病院に2年間勤務の後、私は兵庫医科大学の大学院に入学し、2年間大阪大学に出向した。大学に帰ってくると学位の研究はほとんど済んでいたので、漢方の研究を始めた。

＊

教室には頭脳明晰とは言いがたい助手がいた。寄生虫の免疫を研究していたが、自分の行った実験が予想と違っていると、首を傾げながら同じ実験を初めからやり直すのである。本来、予想と反する結果が出た場合は、なぜそんな結果が出たのか文献を調べて考えねばならない。だが彼は論文を読んで検討することもなく実験条件を変えて自分に都合のいい結果を探し求めるように実験を繰り返していた。

皮膚科からの大学院生

彼のもとに二人の大学院生がいた。皮膚科から来た夏目（仮名）君と中国人留学生で女医の陶（仮名）さんである。彼らが何年がんばっても学位をもらえないのは目に見えていた。私は勝手に皮膚科の夏目君の学位指導をすることに決めた。手ごろなテーマがあったこともあって、夏目君は2年で学位の仕事を終えた。私は彼のために英語の論文を一つ書きあげた。

＊

ある日、夏目君の所属する皮膚科の相模教授とエレベーターに乗り合わせた。とても怖い先生で皆から恐れられていた。「日笠先生、夏目先生が大変お世話になっています」と教授は私に向かって丁寧に挨拶してくれた。「これから教授会に行くのですが、時間が空いていれば、明日の2時に私の部屋まで来てください」。教授はそれだけ言うと、エレベーターを出て行ってしまった。翌日、教授室に行くと大きな革張りのソファに座るように勧められた。私は姿勢を正して座った。

教授が口を開いた。「君は実力さえあれば肩書きなどなくてもいいと思っているのだろう。若いときの僕と一緒だ。だが、実力だけでは世間は認めてくれない。人は肩書きで人を判断するものだ。今日、来てもらったのは皮膚科の非常勤講師になってもらおうと思ったからだ。構わないね」。「あ、あの、皮膚科は……」と私が言いかけると、「何も皮膚科を教えてもらおうと思っていない。君は夏目先生に学位を取らせ、漢方を教えてくれている。皮膚科の医者に漢方を教えるために講師になって欲しい」。私は怖い教授のやさしい心くばりに驚き、感謝の気持ちで一杯になった。そして教授に向かって深々と頭を下げたのだった。

＊

皮膚科の非常勤講師になってからしばらくして、私はお灸の研究を始めた。お灸によってどのくらい皮膚温が変化するのか、正確な値を測定するために薬理学教室に装置を借りにいった。薬理学教室の永井教授は気持ちよく測定器を貸してくれた。実験が終わったので、ウイスキーを一本持ってお礼にいった。結果について話していると、「今、どのくらいの漢方が保険薬として使われているのだ？」と聞く。

「148種類です。こんなに多くの種類があるのだけれど、どの医学部も漢方を教えていないんです」。

「漢方にも副作用があるだろう。漢方薬に含まれる甘草は浮腫を起こすことがあるしね」。

「そうです。トリカブト殺人事件で有名なトリカブトだけでなく、麻黄も大量に使うと高血圧や頻脈を起こします。漢方薬は安全だと思われていますが、注意して使わないと危ない物もあります」。

「そういうことなら他大学のことは別として、ウチの学生には漢方薬の薬理作用は教えておかねばならない。早速、教授会で提言してみよう。もし決まったら君、教えてくれるね」。

こんな経緯から薬理学の非常勤講師も引き受けることになった。

中国からの留学生

夏目君のことはスムーズにいったのだが、留学生の陶さんは惨めな立場にいた。来日してから2年が過ぎているのに研究はまったくはかどっていない。毎日、同じ実験をやらされていた。そうしているうちに奨学金が切れてしまった。私は自分の財布から月々5万円をこっそり援助することに決めた。陶さんが好きだったわけではない。高い志を持って日本に来たのに無能な助手のために苦労しているのが気の毒だったからである。研究は助手が教えているので、表立って手伝いはできない。そこで毎日繰り返されている実験とは別の実験を密かにさせることにした。1年ほどすると論文になりそうなデータが出始めた。そこで論文を書きながら実験結果をまとめていくことにした。彼女は大変優秀な頭脳の持ち主だった。パソコンで漢字、仮名、英語の混じった文をすらすら書いていく。さすがに150倍の競争を突破して医学部に入学し、首席で卒業しただけのことはある。研究は順調だったが、彼女は学位を取ることに疑問を感じているようだった。「学位をもらっても何の足しになるのかしら？」と弱気になる。「学位は重要だよ。日本では大病院の院長になるにも大学講師になるにも必要だ。アメリカではどんなに優秀でも学位がないと実験補助だ。駐車場でも建物の近くに駐車できるのは博士号を持っている人で、実験補助は遠くの駐車場を利用しなければならない」と励ました。

＊

ある日、彼女と夜遅くまで仕事をしていたら、研究室に残っているのは私たちだけになった。私は「コーヒーでも飲もう」と彼女に声をかけ、談話室で休憩することになった。テーブルにマグカップを置いて、話はいつのまにか映画の話題になった。私はキリング・フィールドという映画の話を始めた。これはポルポト政権下を生き延びた一人のジャーナリストの物語である。300万人もの市民がクメール・ルージュによって虐殺される中、カンボジア人のカメラマンは命からがらアメリカに亡命する。そんな映画の話をすると、「その映画は好きじゃない。私たちはその映画と同じ経験をしているから」という。彼女は1960年代後期に始まった文化大革命の時代に青春時代を過ごした。文化大革命は毛沢東の権力闘争として引き起こされ、1000万人以上の市民が殺害された。

＊

共産党の幹部だった彼女の父親は家に押し入ってきた紅衛兵によって連れ去られた。連行された人たちは消息不明のままこの世から消えた。幸いにも父親は生きていた。暴行を受け足首と肋骨を骨折したまま牢内に放置された。だが強靭な体力の持ち主だったから生き残れた。

文化大革命の時代、生活は恐怖に満ちていたという。いつ紅衛兵がやって来て家族を連れ去るかも分からない。連れ去られることは拷問や死刑を意味した。隣人の密告によって死刑になる可能性もあった。毛首席の写真が載った新聞を捨てると、それだけで不敬罪になる。そんな恐ろしい体験をしていたのである。彼女は文化大革命時代、農村での単純労働を強いられた。彼女はその時代をどんな思いで生きてきたのか私は思いを巡らせた。

＊

「先生」と言う声で私は目を上げた。私はぼんやり手元のマグカップを見つめていたらしい。「先生、将来、一緒に中国に行きましょう。漢方の研究に何か役立つことが出来ると思います。父も先生のために動いてくれるでしょう」。そういって陶さんはにっこりほほえんだ。数年後、学位を授与された陶さんと私は中国を旅することになる。そして陶さんの紹介で中国漢方界の重鎮と出逢うのである。

＊

“情けは人のためならず”という諺がある。人に親切にしておけば、それはいつか自分の利益として帰ってくるという。母校で大学院生だった2年間、私は夏目君と陶さんの論文を仕上げた。勿論、それは自分のためにしたことではなく、無能な助手の下で困っている人の役に立とうとしただけだが、それによって私は非常勤講師になり、また中国漢方業界の重鎮と出逢うことになる。最近、この諺は「情けをかけるとその人のためにならない」と解釈されているという。それは人から恩義を受けても有難いとは思わない人が多い社会になってきたからなのだろう。彼女は内モンゴル出身で将来、私は彼女と内モンゴルを旅して丸薬に出逢うことになる。今、彼女はニューヨークのマンハッタンにある癌研究所の主任研究員でネイチャーに論文がのる研究者になった。皮膚科の先生は【ためしてガッテン】の番組にも出演する有名な大学の先生になっている。虫博士といえば分かるかもしれない。

内蒙古医学院で出逢った丸薬

私は陶先生と内モンゴル自治区を旅することになった。陶先生のお父さんはジンギスカンの母方の血を引く誇り高きモンゴル人である。有名人の娘の紹介でいろんな人物に出会うことができた。その中で内蒙古医学院に行ったことと一冊のモンゴル医学の本を買い求めたことが私の人生を大きく変えるきっかけになった。

モンゴル医学について少し話しておこう。アジアの2大医学は中国の漢方医学（中医学）とインド医学（アーユルベーダ）だが、モンゴル医学は中医学とチベットから伝わったインド医学が交じり合った医学である。興味深いのは漢方のように煎じ薬ではないことである。生薬はすりつぶして粉にし、それを煎じて飲むか、または生薬の粉を丸剤にして飲む。粉を煎じて飲む場合も底に溜まった粉も全部飲む。内蒙医学院の薬局の薬棚を見るとビンの中に入った丸薬、また散薬が置かれているのが分かる（図1）。

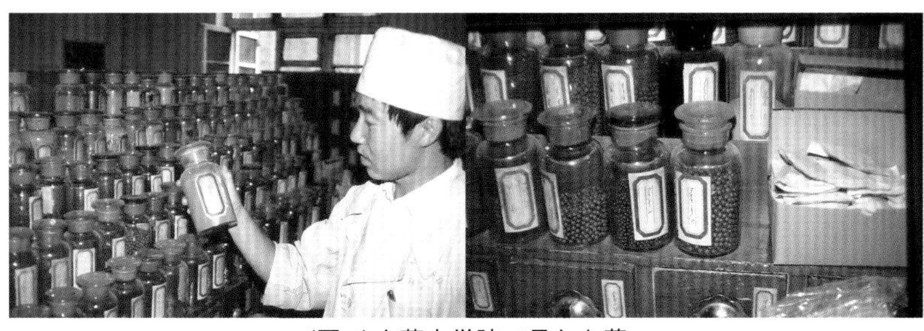

（図1）内蒙古学院で見た丸薬

無論、漢方医学にも丸薬はある。例えば桂枝茯苓丸や八味丸、粉末は安中散や五苓散などである。だが圧倒的に多いのは煎じ薬である。何故なのだろう？ 多くの漢方薬は粉に出来ないのだろうか？ 丸剤にするとまずいことがあるのだろうか？ そんな疑問が浮かんできた。そこでモンゴル医学を少しでも知りたいと思って本屋に出かけた。何種類かモンゴル医学の本が置いてあったが、モンゴル文字で書いてあるので読めない。中国語の本はないかと尋ねると１冊だけあるといって店の奥から持ってきた。とりあえず、その本を買って帰ることにした。

丸薬とエキスとでは効果が違うのだろうか？

成川一郎氏(後述)によると、エキスにしてしまえば薬としての効果が落ちてしまうという。例えば保険薬の桂枝茯苓丸料は桂枝の香りがほとんどしない。シナモンを煎じると煎じている間に香成分が飛んでしまう。丸剤には粉末で桂枝が入っていてシナモンの香りがしてよく効く。散剤についても同様のことが言える。

＊

安中散は幾つかの生薬を粉末にしてそのまま飲むのがよい。だが保険薬は安中散料は、これも煎じた上澄液をエキスにしたものである。安中散の主役である牡蠣末は水に解けない。煎じてエキスにすると牡蠣は底にたまるから牡蠣抜きの安中散になってしまう。つまり丸剤には丸剤にする理由があり、散剤には散剤にする理由がある。

いずれにせよ漢方薬で圧倒的に多いのは煎じ薬である。何故、漢方医学では煎じ薬を丸剤や散剤にしないのだろう？ またモンゴル医学では生薬を刻んで煎じ薬として使わないのだろう？ それは草原地帯では水が貴重なので水を使えないから丸薬と粉にしているのである。また草原地帯では生薬が取れない。中国の南部地方から運んでこなければならず貴重品だった。そういう理由から丸薬や生薬末が使われてきたのである。

Column ❶

成川一郎 氏

成川氏は富山の配置薬会社の社長である。『漢方の主張』の著者として有名である。本には葛根湯の各メーカーのエキス含量が書かれていた。それを見ると、基準値を大きく下回る品物が多い。さらに成川氏はエキスの基準値になっている生薬の合計量20gが本当に正しいのかという疑問も掲げている[1]。『皇漢医学』という本には葛根湯の生薬の合計量が42gと書かれている。生薬は取れる産地や取れた時期で成分がばらつく。だから一概に量を決めることができない。昔の本には葛根を何g、麻黄を何gと生薬の量が書いてない書物さえある。書かれているのは葛根湯を構成する七つの生薬だけ。使う量は自分の使っている生薬の効き目から判断して使えということである。もともとの生薬量が少ない上に基準値を下回るエキスしか入っていなければ効くはずもない。なるほど、これは(エキス漢方は効かない)という山本先生の発言を裏付ける科学的な証拠だと思った。この本は新聞にも大きく取り上げられ、漢方業界は大騒動になった。保険漢方薬は毎年薬価が切り下げられるが、生薬の値段は上がってくる。エキスはインスタントコーヒーのようにして作られるだけだから製造工程での合理化が出来ない。だから各メーカーはエキスを少なくする誘惑にかられたのである。

成川氏に手紙を書き、富山まで会いに行った。成川氏は、「**葛根湯は温服(おんぷく)しなければ効かない**」という。温服とは煎じ薬を熱いままで飲むことをいう。熱いままで飲むと、発汗作用が強くなり、汗が出て風邪が治る。

私は「**その通りですね。昔はうどん屋風邪薬といって、うどんを食べた後に葛根湯を飲むと、発汗が強く起こるので、うどん屋に葛根湯が置いてあったわけですから**」と返事をした。すると成川さんは、「**自社の葛根湯の効能書きに『熱いお湯で飲む』と書いたところ、厚生省で文句を言われた。何とか科学的に証明してくれないか**」という。私は「**一介の開業医ですから、とても治験なんかできません**」と断った。だが成川氏は、そこを何とかしてして欲しいという。温服について文献を調べた。面白いことに食べ物や飲み物で体温が変化するという論文はなかった。そこで、開業医でもできる実験を考えた。体温を測るには普通の体温計では無理である。汗が出ると腋の下が汗で濡れて正確な体温が測れない。ちょうどその頃、耳の鼓膜温を測る体温計が市販された。鼓膜温は体の深部の体温を手軽に測れる機械だし、機械が出始めたところだから、臨床研究では使用されていない。そこで鼓膜温を測る体温計をメーカーから借りて実験に使うことにした。医院の近くのうどん屋で天ぷら蕎麦の入ったどんぶりの底の温度を測ると70度もある。これを10分以内に食べてもらって、体温の変化を測定した。また冷水を飲んだときの体温の変化も合わせて測定した。

面白いことに天ぷら蕎麦を食べると、1度近く体温が上がる。その後、汗が出て体温が下がる(**図2**)。一方の冷たい物を飲むと、1度近くも体温が下がるのだが、冷たい物の場合は、体温は上がらず、低体温が続く(**図3**)。食べ物や飲み物の温度による体温の変化は予想した以上に大きかった。このデータをそろえて温服の重要性についての論文にして『日本東洋医学雑誌』に投稿した。論文の筆頭著者は私だが、共著者として山本巖先生と成川一郎氏の名前を加えた。何故、天ぷら蕎麦なのか、キツネうどんではないのか。それは私が天ぷら蕎麦好きだからである。

さて中国の話を続けよう。

「鄧小平」の主治医

私は中国に行った時、陶先生の紹介で老中医(高名な医者の意味)の先生に会いにいった。15代続く中医学の医家に生まれた先生である。当時64

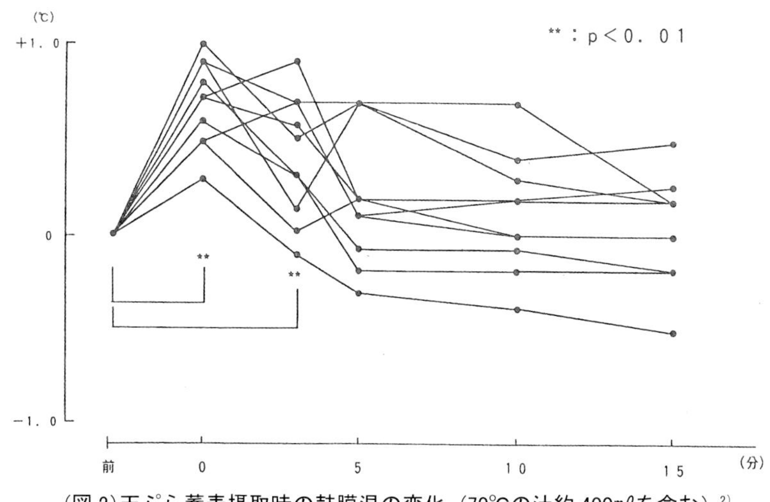

(図 2)天ぷら蕎麦摂取時の鼓膜温の変化（70℃の汁約 400mℓを含む）[2)]

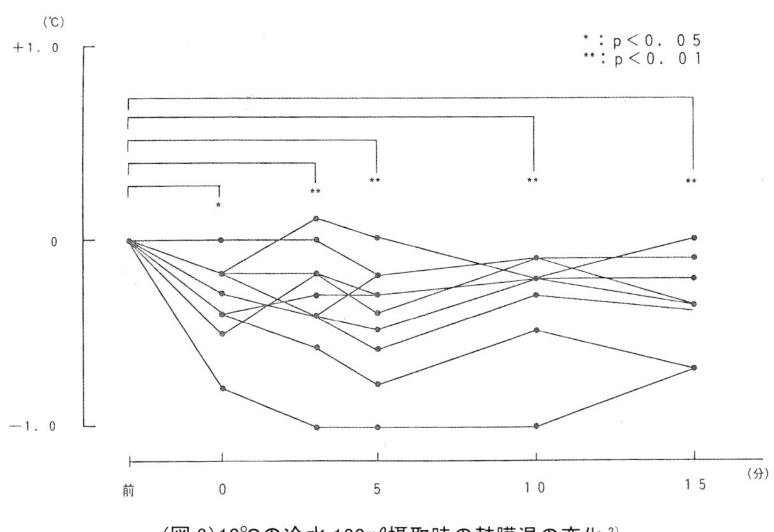

(図 3)10℃の冷水 180mℓ摂取時の鼓膜温の変化[2)]

歳、周恩来や毛沢東が着ていたマオスーツを着て現れた。名前は明かすことができない。過去に国家主席の主治医をしていたことがあり、それが機密だからである。何年か後、この先生を日本に１ヵ月招いて私の診療所で診察を教えてもらった。この先生は外交官パスポートで来日した。

国家に対する反逆罪

旅行のもう一つの目的として、家伝の処方で効くものがあれば手に入れようと思っていた。いい処方があればお金で買えないかと考えた。北京大学を出た社員の給料が月に4千円だから日本円は使い勝手が大きかった。信用できる人物を探し出してホテルの部屋で面会した。その人物は白血病を確実に治せる中医師を知っているという。そこで、家伝の秘方をお金で買うことができないか聞いてみた。すると突然、「**先生、散歩に行きましょう**」という。ホテルの前の道を歩きながら「**先生、めったなことは言わないでほしい。外国人用のホテルはすべて盗聴されている。家伝の処方は国家の財産として守られている。国家の財産を外国に売ることは国家に対する反逆罪になる**」という。さらに続けて「**あなたは鍼麻酔を知っているだろう。鍼麻酔をすると、脳手術を受けている患者が医者と話をしながら手術を受けることができる。ニュースとして見たことがあるはずだ。この鍼の技術を公開しないことを国家が決めた。だから鍼麻酔の話題は消えただろう**」という。確かに鍼麻酔による手術を見学させていた中国政府は突然その見学を中止し、それ以降、鍼麻酔に関する情報は地上から消えてしまった。なるほどそういうことか。私は中医学の一つの側面を見る思いがした。北京空港で帰りの飛行機を待ちながら、私は公安警察に尋問されるのではないかと落ち着かなかった。

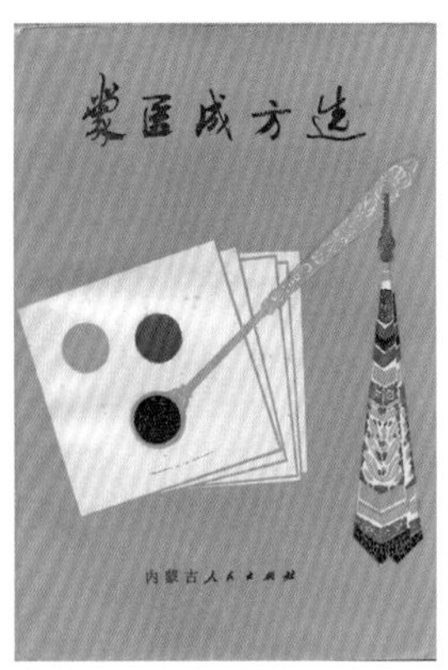

(図 4)モンゴル医学の本

左の写真(**図 4**)は買い求めたモンゴル医学の本である。ミミズが這ったようなモンゴル文字と中国語が書かれている。そう、この本が後で私に多大な影響を与える本なのだが、その時は旅行に行った記念に買ったという意識しかなかった。ペラペラページをめくっても、知らない生薬の名前しか出てこないし、処方名も知らない物ばかりだった。しかし詳しく調べてみると私の知っている生薬が67種類載っていた。それを山本巖先生のところに持ち込むと先生は桂皮末などを漢方のエキスに混ぜて使い始めた。そうすることでエキス漢方の効きが良くなるのである。

山本先生との出逢いはこの時より少し前の1986年頃である。兄弟子の豊田一先生の紹介で見学に行くようになった。当時、福冨稔明先生は九州の柳川から片道5時間かけて毎週勉強に来ていた。坂東正造先生は徳島から飛行機で来ていた。松原圭沙彦先生はその頃、山本先生に誘われて院内の薬剤師として働き始めた。高橋邦明先生は私より数年前からのお弟子さんということになる。

＊

さてそういう状況から丸薬を作ってみたくなった。練り機として5万円ほどの餅つき機と100ボルトで動く製丸機(**図5**)、それにコンピューター制御で動く乾燥機で丸薬を作り始めた。それから少しずつ大きな機械に買い揃えていった。

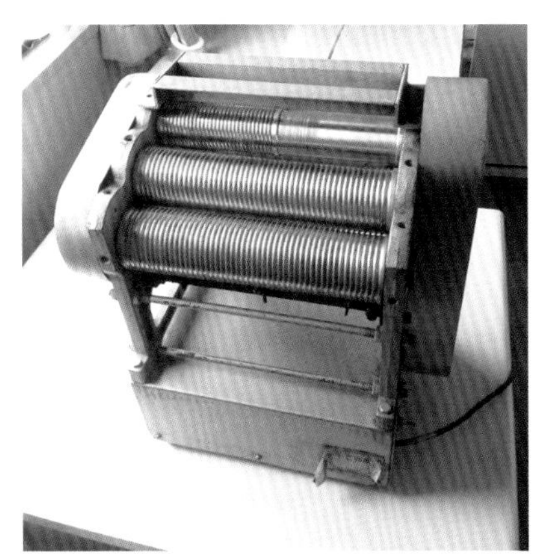
(図5)卓上製丸機

私は大学院を出てすでに小さな病院の正式職員になっていたが、勤務は3日半にしていた。なぜなら鐘紡記念病院(現在の神戸百年記念病院)での漢方外来をしたり、多くの漢方医や施術師を見学に行けるようにするためである。フル勤務にすると見学に行くことができなくなってしまう。そういった過ごし方の中で様々な試みをすることになる。

兵庫医大に漢方外来を作りたい

私は兵庫医大に漢方外来を作りたいと願っていた。山本巌先生を客員教授にして研究所を作りたかったのである。そこで学長に面会を申し込んだ。その学長には卒業式の謝恩会での思い出がある。

医学部を卒業して謝恩会に出ていたときのことである。私は会場の真ん中でウイスキーの水割りの入ったグラスを片手に持ち、ぼんやりと考え事をしていた。するとその教授がツカツカと歩み寄ってきた。「何だね、君は。准教授みたいな顔をして」、教授はそれだけ言うと何処かへ立ち去っていった。大学を卒業したばかりの私に、何故そんなことを言うのだろう。この光景を目撃していた友人が「お前は上司から嫌われるタイプや。2回もそんなこと言われていたじゃないか」という。確かに教授は、わざわざ二度も「准教授みたいな顔をして」と言うだけのために私の所に出向いてきた。どうやら私は不遜な顔をして会場にいたらしい。教授にいささかの悪意も私は持っていなかったのだが、教授には腹が立つほど横柄に映ったようである。まあそんなことがあっても私は気にしないタイプなので、お願いをしにいった。

＊

私は口を開いた。「先生、本学に漢方研究所を作りたいのです。漢方メーカーが資金援助を約束してくれています。大学の資金は1円も要りません。外来をする場所を貸してもらえませんか。外来が軌道に乗れば、他の診療科との連携を深めて難病の治療に当たりたいと思います。将来、鍼灸部門も併設していければと考えています。検討していただけませんか？」。外来患者さんを増やして費用を稼ぎ出すことは鐘紡記念病院の経験から自信もあった。

学長が口を開いた。「日笠君はスケールが小さいね。もっと大きなことを考えねばならない。私が主治医をしているシオナミ製薬のシオナミさんに協力を依頼して臨床治験研究所を作ることだ。入院施設と研究所を併設し、敷地には動物の実験棟も必要だ」と学長は話を始めた。それはアメリカ型の壮大な臨床治験病院の構想だった。話は1時間にも及んだ。最後に学長は「もっともこの話が実現する可能性は99%ない」と話を終えた。私の話はただ学長の想像力に火をつけただけだった。

後日談がある。私は若くして大学の評議員をしていた。評議員会に出席するとその学長が理事長を兼務するという議題が出た。理事長は長期間、病に伏せていた。その学長が理事長を兼務したいのは分かるが、基本的に経営側のトップが教育側のトップを兼ねることは望ましいことではない。そこで私は「法人のオーナーでもないのに厚かましいことだ」と発言した。評議員会は流会になった。私はこういう男が大嫌いである。ともかく研究所の構想は失敗に終わった。

晩年、私の研究所の構想を聞いた父は、「おまえが漢方研究所を作っていればすごいものができただろうに」と残念がってくれた。

私の周りで起こる出来事はドラマのように面白かった。伝承医学の按摩、マッサージ、お灸でも面白い経験をしてきた。

整体や鍼灸、オステオパシーにのめりこむ

漢方の師である山本巖先生の門下で、兄弟子の豊田一先生と私は一緒に食事に行った。先生はビールを飲みながら、何故、自分が漢方の道に入ったのかを説明してくれた。20年ほど前、先生は産婦人科医として活躍していた時、手術中に自分の指を誤って傷つけ、肝炎ウイルスに感染して自分が勤務している病院に入院した。入院は半年にも及び、看護師たちは先生が生きて病院を出ることはないだろうと噂していた。ある時、退職前の看護師長が先生を見舞った。そして「整体と灸で難病を治療する人を知っている、治療費はすでに払ってあるから治療を受けるように」と勧めた。看護師長が退職の前日まで先生に治療を勧めずに黙っていたのは、看護師長という立場のある者が「お灸で病気が治る」といった類の話をして病院の中での自分の信用を落としたくなかったからだと告白した。

先生は半信半疑で外出許可を貰い、治療院を訪ねた。治療師はお婆さんで、背骨の両側にお灸をすえ、首をボキボキ鳴らして治療は終わった。たった1回の治療で肝臓の異常値は半分にまで下がった。これをきっかけに先生は鍼灸、漢方などにも興味を持ち、それらの治療を統合して受けることで、肝炎は完璧に治った。私は民間治療でもこれほどまでに効く治療があるのかと驚き、是非、その治療師を訪ねたいと思ったがすでに亡くなっているとのことだった。では他の民間治療でも効く治療があるのではないか？ そう思った私は民間治療の研究に乗り出すことになった。

オステオパシーとの出逢い

ある時オステオパシーという治療法があることを知った。そこで、オステオパシーの第一人者と言われる古賀先生に電話をかけて、見学させて欲しいと頼んだ。オステオパシーとは聞きなれない言葉だが、米国発祥の治療で、カイロのような体の歪みを治す整体のような治療法のことである。ただしカイロと違うところは、オステオパシードクターいうのは医者であり、体の歪みの矯正で治らない病気には手術もする。つまり整体師と医者の両方の資格を合わせ持つ医者のことをオステオパシードクターと言う。オステオパシーは大正時代に日本に輸入され、盛んに治療に使われていたことがあったようである。

初めて会った古賀先生は大柄な80歳くらいの老人であった。戦前に宣教師からこの技術を学んだという。初対面の私になぜオステオパシーに興味をもったかを話してくれた。

失明したことのある先生

若い頃、先生がボタ山にのぼっていたとき、トロッコが暴走してきて足に激しくぶつかった。先生は編み上げ靴を履いていたが、靴は破れ、踵の肉が引きちぎれて皮一枚で踵の骨にぶら下がるという大ケガをした。手術を受けてなんとか歩くことができるようになったが大きな傷が残った。そこで先生はふと話をやめ、靴下を脱いで踵を私に見せた。深い傷が踵を取り囲むように残っていた。

しばらくは足を引きずって歩かねばならなかった。悲劇が起こったのは傷が癒え始めた頃からだった。

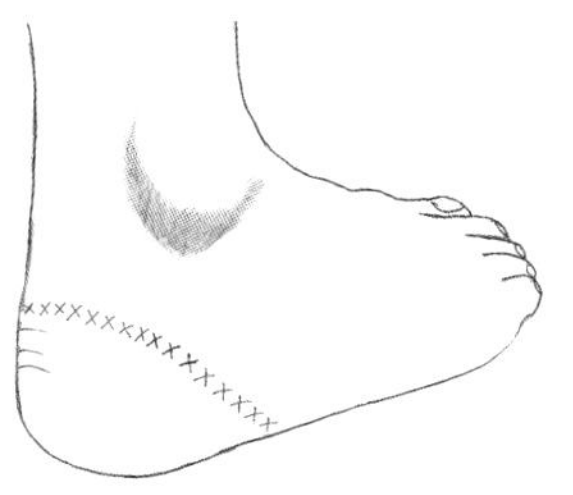

(図 6)古賀先生の傷跡

ある日、先生が目を覚すと部屋がかすんだように見える。何か炊きものでも焦がして煙が出ていないか母に聞いてみたが、何もしていないという。そうするうちに日ごとに目がかすんでいった。病院に行って目の検査を受けたが原因は分からないままどんどん見えなくなり、明るさがかろうじて分かっていたのだが、最後にはまったく見えなくなってしまった。お母さんに眼を見てもらうと瞳が白く濁ってしまっている。父親は瞳が白いのは格好が悪いので角膜に入れ墨をして黒くすることを勧めた。昔はそういう美容治療もあったらしい。だが、先生は嫌だと断った。

絶望感にうちのめされていた先生だったが、子供の頃によく親に連れていってもらった歌舞伎で、「神社にお参りして目が見えるようになった」という壺坂霊験記（つぼさかれいげんき）を思い出した。そこで毎日、朝晩 2 時間ずつ仏壇の前に姿勢を正して座り、「どうか眼が見えるようになりますように」と祈ったという。すると不思議なことが起こった。

数ヵ月が経った頃、薄ぼんやりと明かりが分かるような気がした。そして日に日にそれは明るさを増し、ぼんやり物が見えるようになった。その後も正座を続けるうちに、まったく正常に見えるようになった。

そこで先生は話をやめてつぶやいた。「もし父親の勧めに従って墨を入れていれば、永遠に光を見ることはなかっただろう」。

「どうして見えるようになったのですか？」と私は聞いた。

すると先生は「ケガで体が歪んだせいで頭蓋骨まで歪んでしまったのだ。正座して姿勢を正しているうちに体の歪みがとれ、それにつられて頭蓋骨の歪みが治った」という。だが私にはとても信じられないことだった。私が考えこんでいると、その様子をみてとったのか、先生は午後からの診察を見学するように言ってくれた。この診療も不思議なものだった。

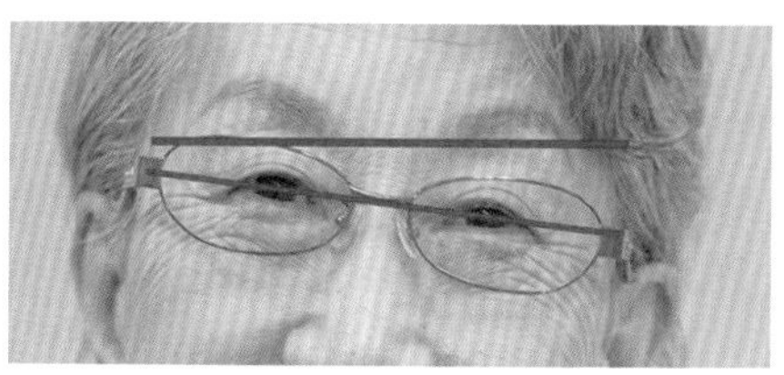
（図 7）顔の左右の歪み

頭蓋骨が歪むと聞いてもなかなかピンとこない。でも耳の高さが左右で違って眼鏡を斜めにかけているような人を見たことがあるかもしれない。顔もよく見ると、鼻が曲がっていたり、唇の左右の高さが違っていたりと、左右対称の顔の持ち主はほとんどいない（図 7）。

この顔の歪みを先生は、背中をバキッと捻じっただけで治してしまう。左右の耳の高さや頬骨、鼻の骨の位置も真っ直ぐになる。不思議でしょうがないのだが患者さんの顔を触らせてもらって確かめると、確かに真っ直ぐになっている。

治療が一段落すると、アメリカへ行った時の話を始めた。このオステオパシー治療の発祥地である医科大学は、どんなにすばらしい技を持っているのか以前から気になっていたのだという。

アメリカの医師たちは、日本から来たオステオパシーの治療師の腕が気になった。そして先生に治療の手技を見せてくれと頼んだ。先生が手技を披露してみせると、アメリカ人の教授たちは驚き、先生を寄附講座の教授にした。

つまり古賀先生は民間の治療師であ

SENSEI
MASAHIDE
KOGA

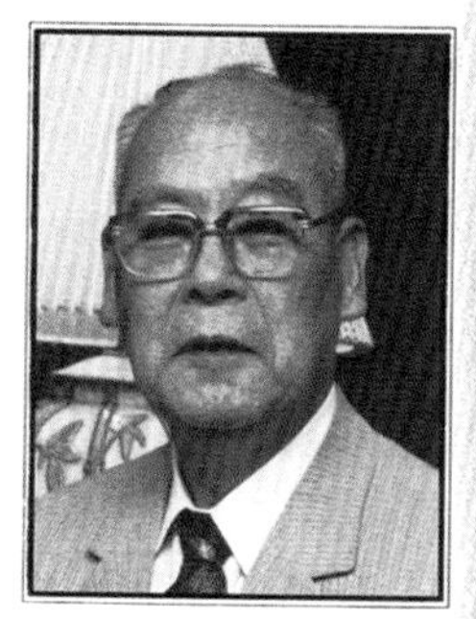

ENDOWED PROFESSORSHIP

DEPARTMENT OF
OSTEOPATHIC
MANIPULATIVE
MEDICINE

KIRKSVILLE COLLEGE OF
OSTEOPATHIC MEDICINE

ENDOWED PROFESSORSHIP

（図 8）寄付講座のパンフレット

りながらアメリカの医科大学の教授になった。考えてみると不思議な気がする。民間治療師である古賀先生がアメリカのドクターたちよりはるかに腕が上がった理由は何なのか？ それは逆説的な言い方だが、民間治療師だからである。オステオパシードクターは、カイロプラクティックのような日本の鍼灸師のような資格ではなく、本当のドクターである。だからオステオパシーの手技で治らない、たとえばヘルニアによる坐骨神経痛なら手術をするし、ブロック注射もする。つまり手技で治らないものには医療という逃げ場がある。だが古賀先生にはそれがなかった。それが彼の腕を上げたのである。先生は天才的な指の感覚を持ち、生涯努力を続けてきたからこそ、先生の技術が欲しいアメリカのドクターたちは、先生の技術と交換に教授の称号を送ったのである。

古賀先生はその後亡くなり、10年以上の歳月が過ぎていった。私は古賀先生の一番弟子の石田(仮名)さんと連絡を取り合い、石田さんが神戸に来られた際に時々教えてもらう機会があった。私は石田さんを師と仰ぎ、石田さんが病気がちだったので、何年にも渡って無料で薬を送り続けた。貴重な情報を教えてもらうのだから当たり前のことをしていただけである。ある初夏の日、石田さんから電話がかかってきた。

「**私も歳なので特別な治療を教えるから佐賀県まで来なさい**」という。私一人で行って治療されても分からない。患者役がいると思い知人に同行を願った。石田さんは同行した知人を裸にして背中にマジックで骨の位置を描きながら詳しい治療法を教えてくれた。

帰る時に石田さんが「**古賀先生の治療を収めたビデオが12巻ある。持って帰ってもらおうとしたのだが、金庫に入れていて鍵が見つからない。鍵を見つけて送るから**」と言ってくれた。

＊

2ヵ月ばかりしてビデオが送られてきた。昭和51年に撮られたビデオだからカラーが薄くなり、ところどころ砂あらしのような画面だが、すべての治療法が解説してある。石田さんにとってお宝のビデオであったに違いない。何度も繰り返してこのビデオを見ることで、私の腕は急速に上がっ

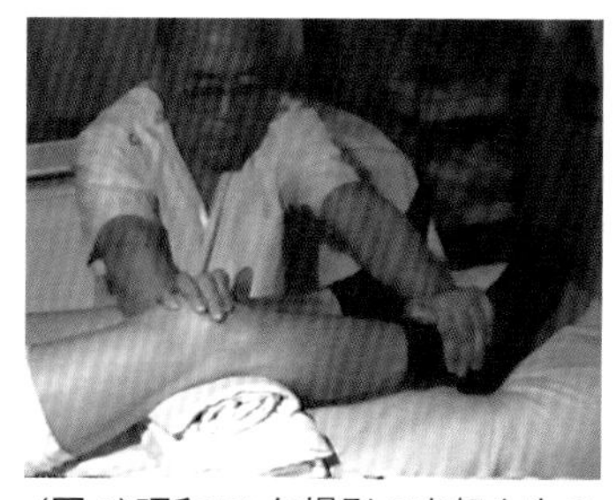
(図9)昭和51年撮影の古賀先生の治療ビデオ

た。自分で努力してきた何十年分の技術を、一気に教えてもらったようだった。私は無論ビデオの存在を知らなかった。彼女が宝物のビデオを私に譲ったのは、石田先生からの一子相伝だと悟った。師匠は自分に忠実で、本当に学問を発達させる人に最高の情報を残すものである。その伝承を受けたことが嬉しかった。

漢方医は漢方薬を使うことだけが漢方医ではない。鍼灸は無論のこと、按摩導引術など、伝承医学の中に受け継がれてきた身体を理学療法で治す技術も知らなければならない。私は長年の努力で内臓疾患を治すことができるようになった。また漢方薬を使うときにはこういった伝統的物理療法の知識が必要だということも後で説明する。私は気功をマスターしたが本の趣旨とは異なるので、興味のある方は私のブログの「本物の気功師」を読んで欲しい。

最後に私の尊敬してやまない山本巌先生のエピソードを一つだけ挙げておきたい。

山本巌先生の名医ぶりを感じた

私は山本先生から一緒に講演をしようと誘われた。それは国立大学の薬理学教室が主催する市民講座だった。講師は国立栄養学研究所の教授と山本先生と私の3人である。講演は無事終了して主催者の薬理学教授が最後の挨拶を始めた。「**実は私は肝臓癌の患者です。肝臓内に転移もあったが山本先生の薬を飲んでから3ヵ月で癌が消えてしまった。癌がほんとうになくなったのかどうか知らないが、もし癌があったとしても癌と共存していけばいいのではないか**」と言った。この話を聞いて、数百人の聴衆は水をうったように静まり返った。演壇上に設けられた席に座っていた私は隣の山本先生を見ながら、是非とも先生のような名医になりたいと思ったのであった。

Section 2

山本巌の業績
〜山本巌漢方は何故わかりやすいのか？

山本巌先生の門下生に山本先生の漢方に対する理念（山本漢方と呼ばれている）は、何ですかと聞くと、必ず「**西洋医学と漢方医学の良い所を集めて新しい医療を作ることです**」という返事が返ってくる。これは全くの誤解である。漢方医なら誰しも西洋医学の中に漢方をうまく取り入れたいと思っているから、これは理念と言えるようなものではない。

他の流派の漢方医は中医学や古方、一貫堂の思想がみられる複合した漢方思想と解釈するがこれもまったくの間違いである。先生の理念は何だったのか？ どうして分かりやすいのか？ 成し遂げた業績は何だったのかを詳しく解説してみたい。

業績❶

漢方処方を一つの薬のように考えてはならない
生薬の薬効を知り
それらが組み合わされた理由を知れば処方を理解できる

私が漢方の勉強を始めた頃、葛根湯について本を読んでいると、風邪だけでなく肩こりに効く、さらに乳汁分泌作用もあると書いてある。ここまで読んでウーンと唸ってしまった。どうしてこんなにも違う症状に効くのかが、書いてないのである。

葛根湯という処方が初めて記載された『傷寒論』を読んでみた。『傷寒論』は今から 1800 年も前に書かれた本だから、西洋医学の本のように「**風邪に葛根湯が効く**」などとは書かれていない。当時の人は風邪を引いて熱を出して下痢をするのも、腸チフスで熱を出して下痢をするのも区別することは出来なかった。では病気をどう捉えていたのだろう。病気（病邪）はまず体の表面から侵入してくる。そして次第に体の内部に入って来ると考えた。寒気がして熱があるだけなら病気が体の表面にあると考え、関節が痛むような状況になると病気が少し体の中に入ってきたと思い、下痢が始まると、とうとう体の内部にまで病邪が入ってしまったと考えたのである。つまり病気が体の表面から内部に入っていく状態によって病気を区別した。軽い病気は体の表面しか侵さないが、重い病気は体の表面のバリアを破って体の奥まで侵入してくる。そして病邪が体の何処まで侵入したかによって治療を変えていった。

体の表面に病気がある時期を太陽病と呼んだ。この太陽病は、今でいう医学病名ではなく、病気がまだ体の表面にある状態を示す言葉として理解して欲しい。

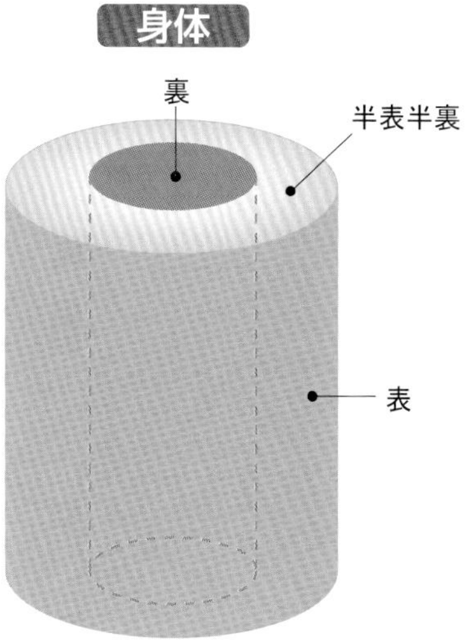

(図 10)『傷寒論』にみる病気の捉え方

「**背中や肩が机の板ように硬くなり、汗が出なくて風に当たると寒気がする時は、太陽病だから葛根湯で治療しなさい**」と書いてある。

確かに風邪を引いたら背中がぞくぞくして肩がこり、汗が出ない状態というのがある。だから風邪に使うことは分かる。肩こりに使うのは「**背中や首が硬くなっている**」という文面からの応用だろう。理屈は通っているようだが、西洋医学では風邪薬を肩こりには使わない。さらに『傷寒論』には乳汁分泌に効くとは書いていない。経験的に効くのかもしれないが、理屈がないと臨床では応用しながら使えない。分からないことだらけである。いろんな漢方医に疑問を投げかけても明瞭な答えをくれた人は誰もいなかった。

＊

私は 山本先生に葛根湯について聞いてみることにした。

「**先生、葛根湯は何故、風邪や肩こりに効くばかりでなく、乳汁分泌作用もあるのですか？**」。

＊

「**それは葛根湯が一つの薬ではなく、七つの生薬から出来ているからだ。**

成分の一つである芍薬には筋肉を緩める作用がある。だから肩こりに効く。生姜や桂枝は体を温める作用があるから体が温もってさらに筋肉が緩む。風邪に効く理由も説明しよう。漢方には解表という治療法がある。汗を出して病気を治す方法だ。民間治療でも風邪を引いたとき、足湯や玉子酒で体を温め、発汗させて治療する。葛根や麻黄には発汗作用があり、生姜と桂枝が体を温めてくれるから発汗がより促進される。だから風邪に効く。残りの生薬である甘草は砂糖の50倍もの甘さがあり、味を良くするために使用されるのだが、アレルギーを抑える作用もある。大棗はナツメの干したもので滋養作用があるというわけだ」。

＊

「では乳汁の分泌作用は？」

「よく分かっていないのだが、日本の葛根には女性ホルモンのような作用を持つ物質が含まれていると言われている」。

＊

「つまり葛根湯を構成している生薬一つ一つに薬理作用があるからですね。葛根湯を理解しようと思えば、構成生薬の一つ一つを理解することですね」。

「その通りだ。処方を構成する生薬の薬効を知り、生薬が組み合わされて処方になった理由を知れば漢方処方を使いこなすことができる。ただし、一つの生薬は複数の薬効をもっている。例えば芍薬は四肢の筋肉を緩める作用(横紋筋弛緩作用)だけでなく、腸の動きを穏やかにする作用(平滑筋弛緩作用)もある。だから生薬のどの成分が、処方の中で期待されて配合されているかを考えなければならない」。

＊

「ふくらはぎのコムラ返りに芍薬甘草湯を使うのは芍薬の筋肉を緩める作用に期待し、精神的緊張でお腹の痛む人に桂枝加芍薬湯を使う場合は芍薬の腸の動きをおだやかにする作用に期待しているわけですね。同じ芍薬でも処方の中で期待されている効果が異なるのですね」。

「その通りだ。二つの処方の重要な成分は芍薬だろう」。

なるほどと私は深く頷いた。葛根湯は汗を出し、筋肉をほぐし、寒気を抑えて病気を治すように組まれた処方なのである(**図 11**)。

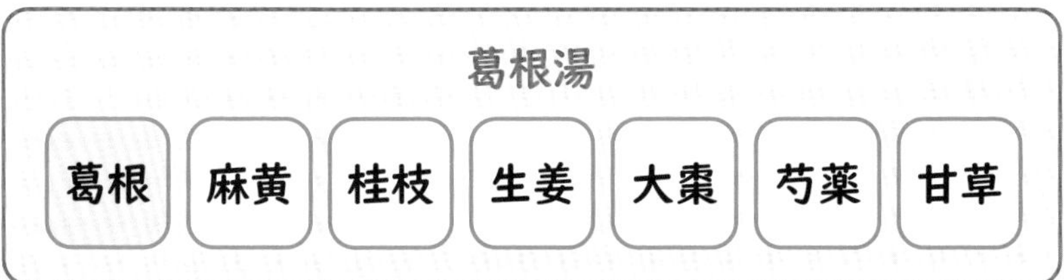

（図 11）葛根湯の処方構成

芍薬は純粋な物質ではないため複数の薬効をもっている。

四肢の筋肉を緩める作用(横紋筋弛緩作用)

腸の動きをおだやかにする作用(平滑筋弛緩作用)

このどちらの薬効を求めるかというのは**芍薬**と同時に配合される生薬によって決まってくる。

骨格筋を緩めたい時

芍薬 ＋ 甘草 ＝ 芍薬甘草湯

甘草は**芍薬**の横紋筋を緩める作用を強める。**芍薬甘草湯**はコムラ返りを治す薬として有名である。

腸の筋肉を緩めたい時

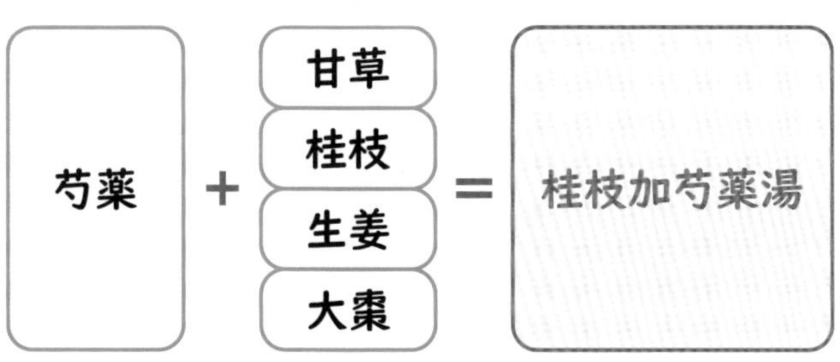

桂枝と**生姜**で腹を温め、**大棗**の胃腸の調整作用などを合わせると、過敏性腸症候群によく効くようになる。この場合の**芍薬**は平滑筋、つまり腸管の筋肉を緩めるために使われる。**桂枝加芍薬湯**は過敏性腸症候群を治す薬として有名である。

生薬の薬効が処方の中で変化するのは、英単語の意味が組み合わされる他の単語によって変わってくるのに似ている（図 12）。

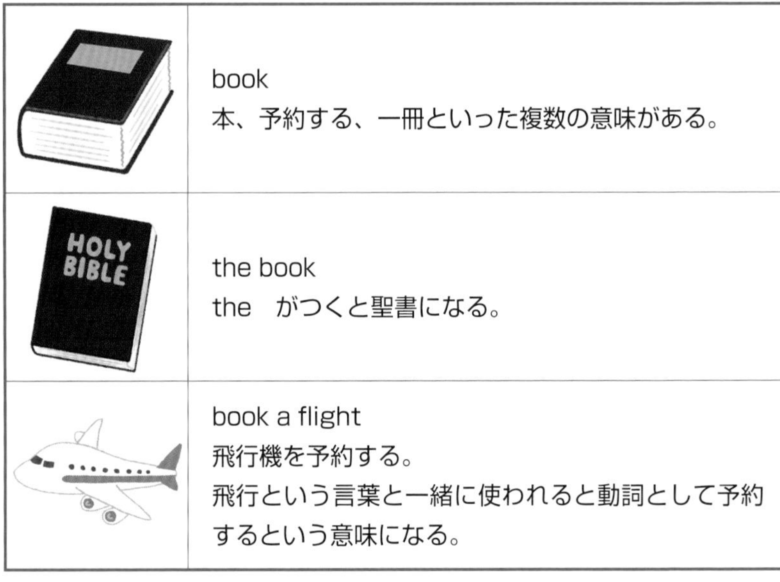

	book 本、予約する、一冊といった複数の意味がある。
	the book the　がつくと聖書になる。
	book a flight 飛行機を予約する。 飛行という言葉と一緒に使われると動詞として予約するという意味になる。

（図 12）漢方処方と英単語の組み合わせによる変化の類似性

その他、keep books なら帳簿をつけるなど。

book は the や keep などがつくことによって book の意味が変わることが分かる。

これと同じように**芍薬**も**桂枝**、**生姜**と組み合わせることにより、その求められる薬効が変わることが分かる。上達するためには単に**桂枝加芍薬湯**が過敏性腸症候群に効く、**芍薬甘草湯**がコムラ返りに効くと覚えるのではなく、生薬の一つ一つの薬効を理解し、それが組み込まれた処方の理由を考えることで初めて処方を深く理解できる。

芍薬の含まれる処方は沢山ある。

これら処方は英語の文章に当たるものだが、これを丸暗記するのではなく、一つ一つの単語に当たる生薬の薬効をまずは解明するほうが処方を使いこなせる（表 1）。

（表 1）処方中の生薬の薬効を知って処方を使いこなす

当帰芍薬散	**当帰**　芍薬　**川芎**　**茯苓**　**白朮**　**沢瀉**
	妊娠時の腹痛などに使う
四逆散	**柴胡**　芍薬　**枳実**　**甘草**
	イライラ、ストレスに使う
四物湯	**当帰**　芍薬　**川芎**　**地黄**
	出血や運動麻痺などに使う

処方の組まれた意味を知る

（表 2）葛根湯の構成生薬と組まれた意味

葛根湯							
組成	**葛根**	**麻黄**	**桂枝**	**生姜**	**大棗**	**芍薬**	**甘草**
薬能	発汗	発汗	発汗		胃腸調整	筋を緩める	
	水分喪失を防ぐ	咳止め	体を温める	体を温める	鎮静	腸を緩める	解毒
	透疹	利水	利水	胃を良くする	味の調整	補血	味の調整

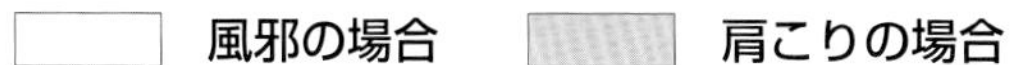
風邪の場合　　肩こりの場合

肩こりの場合に必要とされている生薬と、風邪に使われる場合に必要とされる生薬とは異なる。肩こりの場合は**麻黄**や**葛根**などは必要ないが、無視して使われているのである（**表 2**）。

葛根湯の加減を見ていこう

桂枝湯

葛根湯のように汗が無い場合ではなく、汗がある場合に使う。

感染症初期で少しばかり自汗があるときは汗を出す**麻黄**や**葛根**は要らないから省いてやる。

そうすると**桂枝湯**と名づけられた処方になる(図 13)。

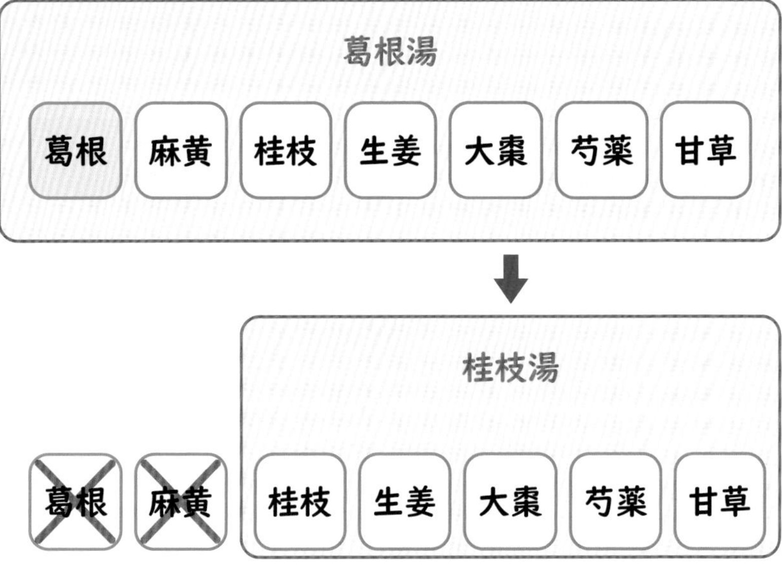

(図 13) 葛根湯と桂枝湯

桂枝加芍薬湯

桂枝湯に含まれる**芍薬**を倍増した処方。

桂枝湯の中の芍薬を増やすと、**芍薬**は強力に腸の痙攣をとるので、腹痛に使える。芍薬の量を増やすので、桂枝湯に芍薬をさらに加えたという意味から**桂枝加芍薬湯**という名前になる(図 14)。

過敏性腸症候群によく使われている。

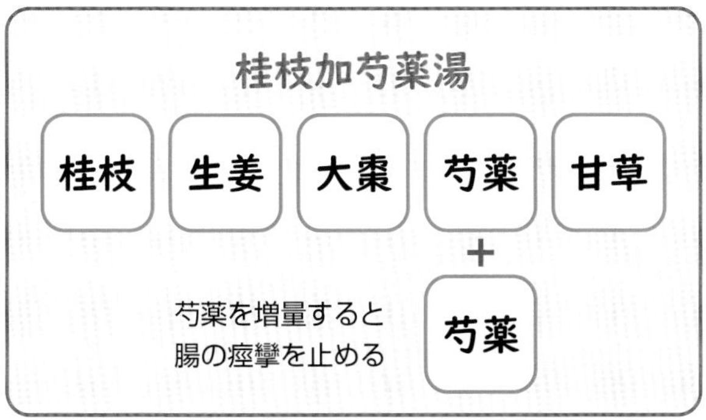

(図 14) 桂枝加芍薬湯の処方構成

芍薬甘草湯

さらに腓腹筋ケイレン(コムラ返り)を治したければ、お腹を温めたり、胃腸の調整をする**桂枝**、**生姜**、**大棗**は要らないから**芍薬**と**甘草**だけにすればいい。**芍薬甘草湯**というよく知られた処方になる(図 15)。

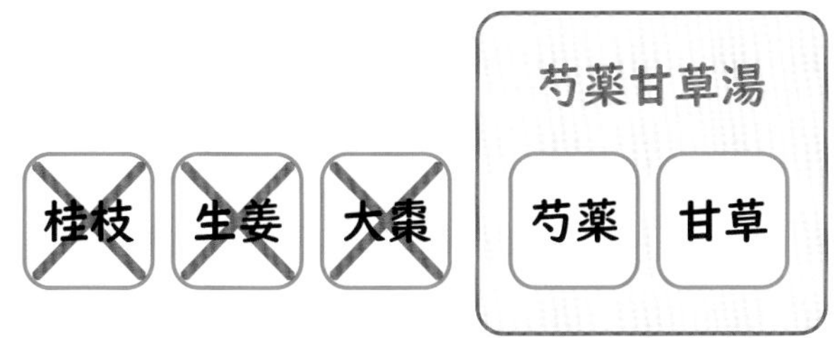

(図 15) 芍薬甘草湯の処方構成

山本先生は日本の漢方医は方証相対の影響で処方を一つの薬のように考える癖がついているが、**処方は生薬の薬効を知って自由に組み合わせるもので一つのでき上った薬と考えることは間違いだと教えてくれた。**

葛根湯がいろんな病気に効くのは**葛根湯**に**桔梗**や**石膏**を足したり、**葛根**と**麻黄**を除いて**桂枝加芍薬湯**にしたりすれば様々な病気に使えるからであり、加減しない**葛根湯**がいろんな疾患に効くのではない。つまり山本先生は明確に日本漢方の方証相対を否定していた。また生薬の組み合わせの中に中医学的な思想も見られない。

Column ②

方証相対

葛根湯は「背中や肩が机の板ように硬くなり、汗が出なくて風に当たると寒気がする」という太陽病に使う薬である。日本漢方ではこの太陽病の症状さえあれば、感染症でなくとも、病名のいかんに関わらず葛根湯が効くという。つまり太陽病の症状があれば、風邪や腸チフスといった感染症は言うにおよばずリウマチであろうが蕁麻疹であろうが葛根湯が効くという。太陽病の症状を示せばどんな病気でもいい、西洋医学的病名を考える必要さえ無い。葛根湯を投与すれば病気が治るという。この考え方を処方ー症状が互いにセットになっているという意味から 方証相対(処方と症状《証》とがセットになっている)といい、この症状さえ覚えておけば、西洋医学的な病名を知らずとも病気を治せる(図 16)。これが日本漢方の優れた点であると宣伝した。

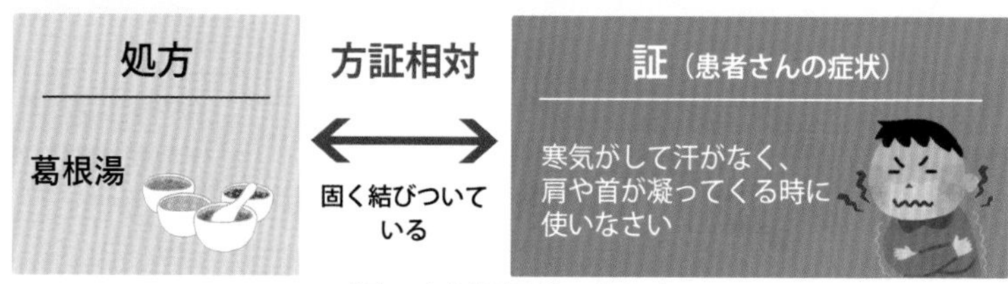

(図 16)方証相対の考え方

では何故効くのかと質問すると、それが漢方の神秘的なところだ、漢方を学ぶには心を虚(むな)しくして西洋医学的知識を捨てなければならない、そうでなければ漢方を本当には理解できないのだという。

こういう思想の中で葛根湯が七つの生薬からできているということを忘れて一つの薬として考えるようになってしまった。こういう考え方が他の処方にもあり、大柴胡湯の証、桂枝湯の証などと呼ばれている。その結果、日本では処方を一つの薬としてみてしまう習慣が出来てしまった。

業績❷

病態把握に漢方的診断を用いず西洋医学の病名で治療する

山本漢方の分かりやすさの最大の理由は病名による漢方処方の投与にある。漢方の病態把握は舌診、脈診、腹診といった主観的なデータを基に弁証論治や方証相対といった概念的な思想によって行われる。この医者によって異なる診断を捨て、西洋医学の病名で治療するという、思想的割り切りをすることによって山本先生は腕を上げたのではないかと思うのである。漢方が効かなかった場合、自分の舌診や腹診が悪かったのか？ それとも弁証論治が悪かったのか？ という迷いがなくなった分だけ試行錯誤する必要がなくなったから急速に腕を上げることができたに違いない。

このことをもう少し詳しく説明してみよう。

＊

西洋医学の発達で診断技術は急速に進歩した。腹痛は単なる胃炎か、膵炎か、それとも虫垂炎なのかといったことが正確に診断されるようになった。つまり、漢方医学の古典的診断学は必要でなくなったのである（**図 17**）。

中医学の理論の中に重要な知識が含まれていることは私も重々承知しているが、患者を前にしてその診断学を使う必要はない（**図 18**）。

つまり山本先生は漢方医学の診断学という安

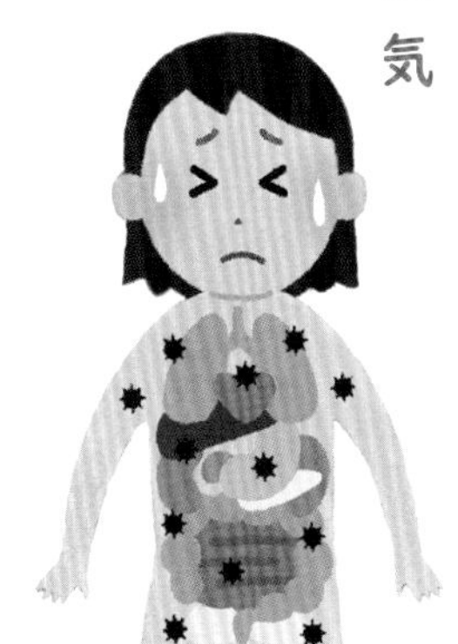

（図 17）
西洋医学の診断学が発達したので、診断を中医学に頼る必要はなくなった。西洋医学の病気分類で処方を投与すべきだ。

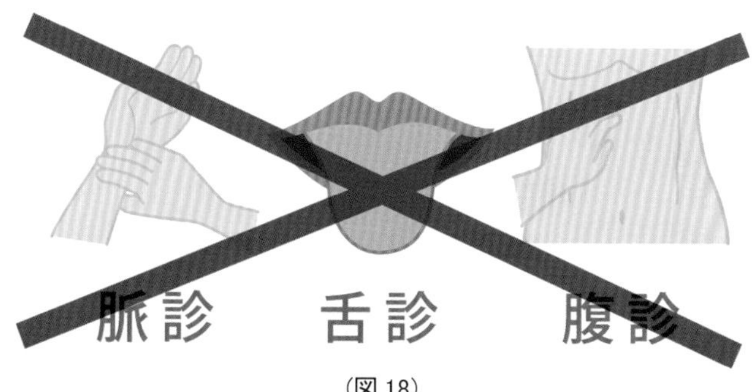

(図 18)
病気の診断に脈診や腹診、舌診を使ってはいけない。人の感覚に頼るものは客観性がない。血液検査や CT などで確定した診断名で漢方薬を選ぶ必要がある。

定しない変数を排除して西洋医学の病名を固定軸として利用し、生薬や処方という変数の解析に務めた。山本先生の講義を聞くと曖昧な病名は出てこない。**潰瘍性大腸炎**には**芎帰調血飲第一加減**というように明瞭な病名対応の薬が書かれており、使ってみると確かに効く。

ただし、山本先生が病名を軸に薬を投与していたとはいえ、瘀血といった漢方の医学的仮説を用いていた。また診断名を確定した後の分類として陰虚、気虚、寒、熱といった病態も利用して治療の精度を上げる努力をされていた。瘀血や気滞、気虚などの病態と薬の適応については後程述べたい。

何故、山本巌は病名投与にたどり着いたのか

どうして山本先生が病名で漢方を投与するようになったのか？ それは一言でいえば、実践的な診療では漢方の診断学が役に立たないことを経験したからだろう。経験するためには正確な西洋学的診断が出来なくてはならない。

❶西洋医学の知識が抜きん出ていたから漢方診断を捨てた

ある日、診察を見学していると皮膚病の患者さんがやってきた。赤い色の皮膚炎が胸部に出ている。私にはその皮膚炎がどういう病気か分からなかった。私は皮膚科の非常勤講師をしていたこともあり、皮膚科の勉強を

1年ほど前からやり直していた。夏目(仮名)先生が市民病院の皮膚科に出向していたので診察を毎週1回外来に見学に行っていた。でも分からなかった。先生がどんな診断と処方をするのか興味を持って見つめていた。**「ジベルバラ色粃糠疹だ。治療は要らない。6週間ほどで自然に治る」**と先生は診断された。普通の漢方医だったら、「胸部の環状紅斑が消風散で消えた一例」として報告するかもしれない。治療の内容を説明するために中医学を持ち出すのかもしれない。これを見て正確な診断の重要性を改めて感じた。

❷漢方医のところにはあらゆる科の患者さんが来る

その病態を出来るだけ正確にとらえるために聴力検査機や眼底鏡、エコー、サーモグラフィーがあり、注腸検査、胃カメラ、腹部エコーなどを実際に先生が行っていた。つまり西洋医学で診断し、その結果を客観的に評価しようと心がけていた。

❸山本巌先生は15分テストをしていた

患者さんに薬を飲ませて15分で効くか調べるテストである。薬の効果をすぐに診られる方法で実践的に薬効を調べられていた。

❹難病治療を西洋医学の病理で考える

山本先生は難病を治す手がかりを得るために病理学の本を読んでいた。西洋医学では治す薬はないが病理学的にはこんな変化が起こっているといった記述がある。これが漢方で難病を治すヒントになる。後で詳しく説明することになるが、**紫根**が線維芽細胞の増殖を抑えることも、こういった努力から生まれた知見である。山本先生は西洋医学の病名で診断し、西洋医学の病理学で難病を考えて生薬を組み合わせた独自の処方で難病に立ち向かっていた。**山本先生は実践による治療の結果、診断学の中から漢方的な思想を追い出してくれた。これが最大の功績だと私は思う。**だから山本巌漢方は分かりやすいのである。

業績❸

漢方の古典の中から
病名投与できる処方を多く見つけてくれた

●肝硬変の腹水に分消湯血鼓加減

『重訂古今方彙』鼓脹門の分消湯の加減方の中に「**脇満し小腹脹痛して身上に血糸縷(ロウ)(いとすじ)あり、これ血小鼓なり**」[3] とある。その症状は西洋医学で言われている肝硬変の症状と一致する。肝硬変で臍帯静脈が拡大すると臍を中心として八方に広がるように皮下の静脈が拡大する。この形を西洋医学ではメデューサの頭という(図 19)。山本先生は、「**これはメデューサの頭のことだから肝硬変の腹水に効くのだ**」と教えてくれた。

※メデューサとはギリシャ神話に登場する女性の怪物で髪の毛が無数の蛇でできている。目が合ったものを石に変えてしまうという恐ろしい怪物だが、この怪物はペリセウスにより首を切り落とされて退治された。

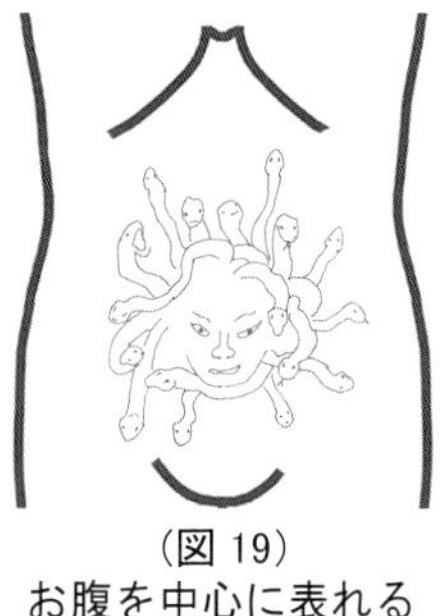

(図 19)
お腹を中心に表れるメデューサの頭

この薬は腹水専用に作られているから使いやすい。こういった多くの効く薬を山本先生は教えてくれた。

●痔に麻杏甘石湯

山本先生は痔の嵌頓で痛みが発生したら「**それは痔の喘息だ**」と冗談を言って麻杏甘石湯を出していた。**麻黄**と**石膏**の組み合わせは炎症に効く。利水作用もある。炎症の特徴である熱感、発赤、腫れ、痛みに効くことを見つけてくれた。

Section 3

私に残された課題は何か？

生薬の薬効を解析する

山本先生は膝が悪くて診療を受けていた私の母に漢防已を単味で出した。母はとても忍耐強かったが、煎じた漢防已は味が悪くて、どうしても吐いてしまい飲むことができなかった。山本先生の意図は防已黄耆湯に使われる木防已には抗炎症作用はないが、漢防已にはあると言われているのを調べたかったのである。私のように丸薬を使うという方法がなかったので調べることができなかった。

芍薬甘草湯の説明(25 頁)の中で**芍薬**に筋弛緩作用があると説明したが、実は弛緩作用は**甘草**にある。それは丸薬にして初めて分かった。一般的には**芍薬甘草湯**の**芍薬**に筋弛緩作用があり、それを**甘草**が補助していると考えられているが、それは誤りであることが単味の生薬丸剤を作ることで初めて明らかになった(**図 20**)。このことからも分かるように、丸薬を手にした私の使命は個々の生薬の薬効を調べていくことである。

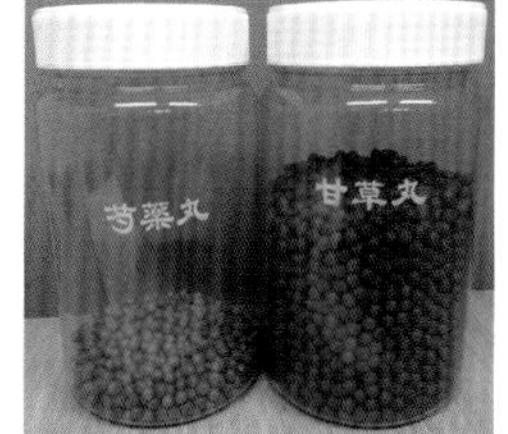

(図 20)芍薬丸・甘草丸

Column ❹

甘草について

甘草について少しばかり説明しておこう。甘草は食品添加物としても使われており、醤油やたばこなど 1000 種類以上の食品に含まれている。また保険漢方薬の 7 割に甘草が含まれているから誰も甘草にそんな作用があるとは考えもしない。しかし、とても強力な作用を持っている。筋弛緩作用だけではなく、鎮痛作用もある。また偽アルドステロン症を起こす危険な薬でもある。甘草投与で偽アルドステロン症を起こすのは、耐性に個体差のある容量依存性と言われていて事前に判断するのが難しい。極めて厄介な生薬である。

＊

漢方薬に含まれる甘草についての見方を変えてみよう。

漢方薬という食品の味を良くする食品添加物として位置づける。そう考えると、丸薬にするときは味をマスキングできるので、食品添加物の甘草は要らないという結論になる。

私は丸薬の中に甘草を入れることはない。入れる必要がないのである。入れないで丸薬を使うと、もともとの生薬の薬効を極めて鮮明に感じることができる。曇ったガラスを通して見ていた風景が澄み切ったガラスを通してみるように薬効がはっきりしてくる。

生薬を組み直して現代の病気に合った処方を創る

葛根湯を風邪に使うなら**板藍根**を入れてみるとか、肩こりに使うなら**独活**や**桑寄生**を入れてみるなどして現代に合うように処方を創らねばならない。古い薬をそのままいろんな病気に応用して使うのは良くない。新しく生薬を組み直して現代の病気に合った薬を創らなければならない。古い薬を本来創られた過程を無視して使うことは、身に着けるものだからという理由だけで、寒さをしのぐためにパンツを帽子の代わりに無理やり頭にかぶるというぐらいおかしいことだと思う。

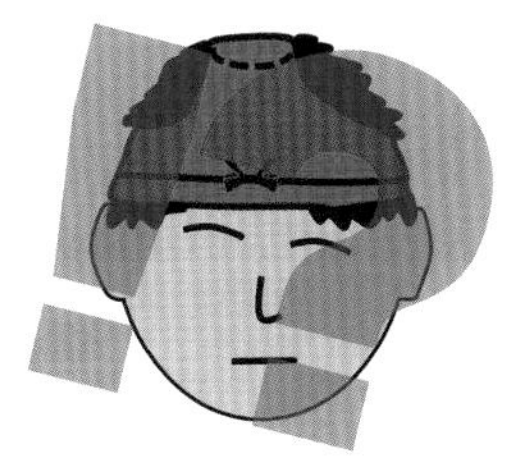

漢方丸薬は煎じ薬と同じように効くのか？

『中薬大辞典』という辞典がある。5000種類ほどの生薬が載っている辞典である。この本を見るとほとんどの生薬は煎じ、粉末、丸薬にして使えると書いてある。だから丸薬は煎じ薬と同じように使える。

丸薬に馴染みがないのは、日本ではもっぱらエキス漢方が使われているからであり、決して特殊な剤型ではない。テレビでクワイ頭の漢方医が薬(や)

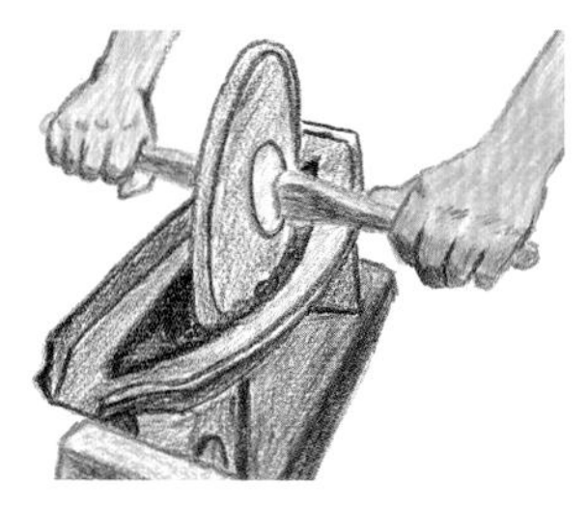
(図 21)薬研

研(げん)を使って生薬を粉にしているシーンを見たことがあるかもしれない(図 21)。桂枝茯苓丸や八味丸は薬効を考えると、本来丸薬であるべきだが、高い薬価がつかないので保険漢方では煎じたエキスになっている。使ってみれば分かることだが、エキスは丸薬に比べてはるかに効きが悪い。本来、丸薬を煎じに変更する場合は桂枝茯苓丸料とか八味地黄丸料という名前がついているはずで、昔のエキスのパッケージにはそう書いてあったのだが、今は何故か「料」の字が消えている。日本の医者の周りにはエキス漢方か煎じ薬しかない。

＊

茶葉にお湯を注いで飲むのと抹茶をお湯に溶かして飲むのとではどちらの方が、茶葉が多くいるだろうか？ 茶葉にお湯を注ぐだけではカフェインやカテキンは十分に溶け出さない。有効成分は粉末にした方が多く含まれることは言うまでもない。私が内蒙古医学院で出会った生薬末と丸薬を使った治療法は、7 頁で説明したように草原では水が貴重で煮出す水があまり要らないように創られたのだが、中国の南部で豊富に取れる生薬は北方では貴重品であったから粉末にしたり、丸薬にしたりして飲まれていたのである。何十年も丸薬を使ってきた経験からして生薬量は丸薬の方がはるかに少なくて済むと言える。生薬末で出来た丸薬が煎じ薬よりよく効くのは言うまでもない。

丸薬とは？

丸薬は生薬を粉にしてそれを米粉やハチミツなどで固めて丸くしたものである(図 22)。出来上がった丸薬をドラムに入れ、表面を滑らかにするためにドラムに少量の水と一緒に入れてこすり合わせる。これを水研ぎという(図 23)。水研ぎの後、乾燥させると丸薬の出来上がりである。丸薬は米粉などを使って成型して乾燥させているので内部に空気が入ることがなく変質することが少ない。さらに表面に艶を出すためにシェラックという液体を使う。カイガラムシの分泌液を精製したもので、天然のコーティング剤である。チョコレートの表面の艶出しにも使われる。この液体は木材のニスとしても使われる。一旦乾燥すると水や酸、アルコールにも溶けない丈夫な皮膜を作る。シェラックをしておくと長期に保存がきく(図24)。20年前の丸薬でも普通に効いた経験がある。

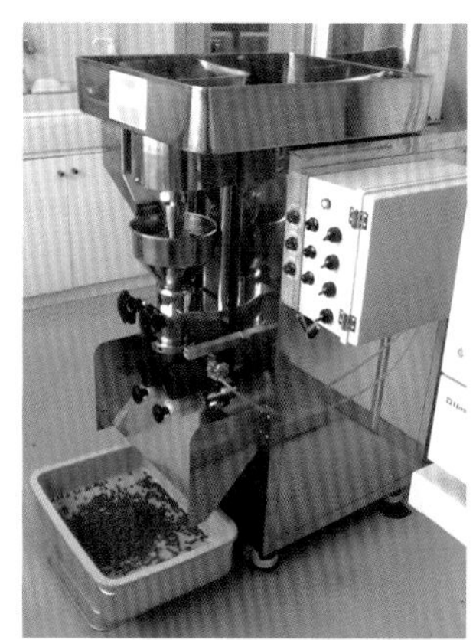
(図22)制丸機

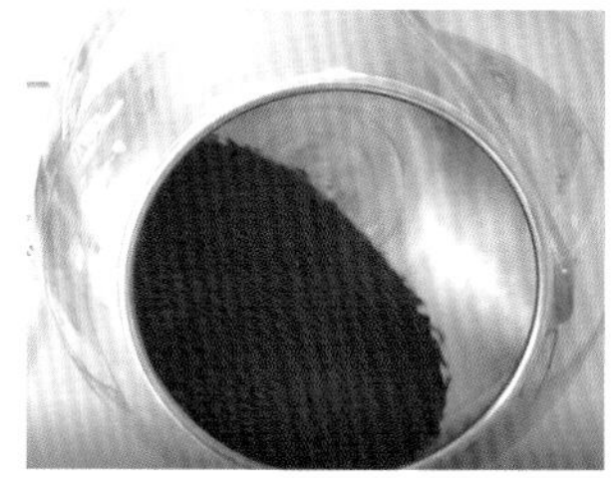
(図23)ドラムによる水研ぎ

いっぽう百味箪笥で生薬を保存するのは気を使う。薬物の生薬、例えば薄荷はすぐにメントールの匂いがしなくなる。花の生薬、例えば白桃花は1年ももたない。生薬には虫の卵が産みつけられていることがあるので、湿気と温度が高くなると、急に虫がわいたりする。だから夏は24時間エアコンをかけておかねばならない。そういった苦労から丸薬は開放してくれる。

天然のニスであるシェラックによるコーティング

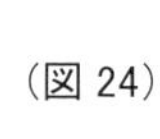
(図24)

丸薬の特徴

○生薬を節約できる。
○煎じる手間がなく、携帯に便利。
○味をマスキング出来るので、とても飲みやすい。
○単味の生薬の薬効を調べることができる。
○長期保存できる。
○一度作っておくといつでも出すことができる。
○生薬のように古くなった場合の力価をあまり気にせず使える。

唯一の欠点は作るのに手間がかかることである。

Column ❺

煎じ薬について

今でも煎じ薬が使われている理由は明白である。消毒を兼ねた極めて簡便なエキス抽出方法だからである。漢方医は5mm角に切られた生薬を混ぜて患者に処方する。しかし、患者に生薬を出すことには疑問を抱かざるをえない。煎じ方によって抽出されるエキス量が大幅に変わるからである。基本的には生薬の十数倍の重さのお湯で50分ほど煎じ、一度煎じたカスももう一度煎じるという二番煎じするほうが充分にエキスを煮出せる。ただ大黄や釣藤鈎は長く煎じてはいけない。活性が落ちるからである。薬を煎じるという大事な部分を患者さんに任せることには問題がある。多くの患者さんは面倒なので短い時間でしか煎じないし、水の量も少なくしていることが多い。

現代に生きる人たちは忙しい。奥さんも働いているので煎じる時間がない。また職場に持っていくこともできない。すでに煎じ薬は現代では使えない薬になっていると言っても過言ではない。

＊

癌治療における煎じ薬と丸薬治療

煎じ薬は予想以上に飲みにくい。特に西洋医学の抗がん剤の副作用で食欲が低下し、吐き気のある時に飲むことは非常に困難である。山本先生も患者さんの多くが煎じ薬を飲めなくて亡くなったと言っていた。私が癌に使っていた煎じ薬を丸薬にできたのは6年ほど前である。生薬の量が多かったので、簡単には丸薬にできなかった。丸薬に変えると、それまで煎じ薬を飲んでいた多くの癌患者さんは飲みやすいと、とても喜んでくれた。漢方が癌に効くかと言われたら、40年以上臨床で使われ続けているエキス漢方は効かないと断言できる。煎じ薬は効く可能性があるが、とても続けて飲めない。そうなると癌治療に使える漢方薬は私の漢方丸薬だけということになる。

丸薬の変遷

丸薬は中国や韓国では一般的な剤型である。丸薬が作られた歴史を見ると時代を経るにしたがって増えていることが分かる。丸薬が作れない処方もあるからすべてが丸薬になることもない。生薬でも油分や糖分の多い生薬は粉にならないので丸薬にはできない。桂枝茯苓丸に含まれる桃仁は油分が多いので単独では粉にはできないが、桂枝や茯苓と一緒に粉にすることで、これらの生薬が油分を吸い取ってくれるから粉にすることができ、桂枝茯苓丸になるのである。

（表 3）中国の漢方処方の剤型[1)]

文献	年代	湯	散	丸	その他	合計
傷寒論	後漢 （3 世紀）	97	7	5	1	110
金匱要略	後漢 （3 世紀）	130	30	20	2	182
千金方	唐 （7 世紀）	645	224	268	176	1313
外台秘要	唐 （8 世紀）	1761	747	717	484	3709
太平恵民 和剤局方	北宋 （12 世紀）	140	239	281	95	755
万病回春	明 （16 世紀）	327	217	188	283	1015

漢方薬の処方学の中からも漢方思想の脱却を目指す

創薬 1　漢方処方に西洋医学分類を当てはめて薬を創る

漢方薬には浮腫を取る薬として**利水消腫薬**がある。漢方の利水消腫薬という分類は西洋医学のような利水剤ではない。詳しくみると痰飲（たんいん）（痰とかそういったものの水の概念）、関節内の湿を取る薬とか様々な薬効のある処方がまとめられている。こういった利水消腫薬を理解するために漢方処方に西洋医学の分類を当てはめてみよう。

漢方では体の中に溜まった水分を除く薬を二つに分類している。**利水消腫薬**と**化痰利水薬**だ（表 4）。

（表 4）体に溜まった水に対する漢方薬の分類

漢方での分類		
	利水消腫薬	主として水湿、水腫を治す。
	化痰利水薬	痰飲を治す薬。消化管の吸収障害に伴って発生する溜飲（振水温・グル音として聴取する）あるいは肺の分泌増大による多量の喀痰などを治す。

まずは西洋医学での分類を説明しよう。西洋医学では体の中に溜まった水を**浸出液**と**漏出液**とに分けている。

浸出液

炎症によって血管の透過性が亢進して血管から液が漏れ出す。これを浸出液という（図 25）。

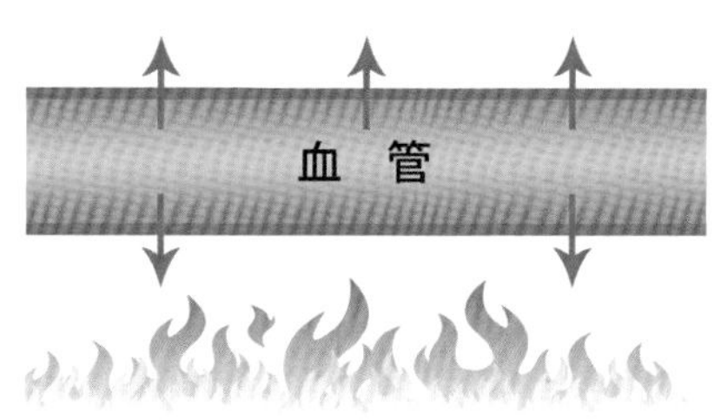

（図 25）浸出液の病理

アレルギー性鼻炎で鼻の粘膜に炎症が起こり、鼻水がとめどもなく出る、肺炎で胸に水が溜まる、癌性腹膜炎で腹に水が溜まるとかいった場合は浸出液である。漏出液に比べ、蛋白や細胞成分が多いのが特徴。治療は炎症を抑えることで、水をさばくことではない。

漏出液

心臓が弱って血液の流れが悪くなった時に肺に水が溜まったり、肝硬変で肝門脈の流れが悪くなるような状態では、血管の内圧が高

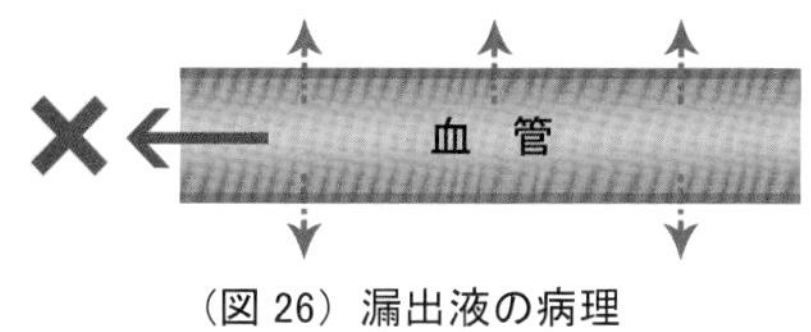

（図 26）漏出液の病理

まり、液が浸み出してくる。この場合は血管の透過性が亢進しているのではなく、血管内部の圧力が亢進することによって液が浸み出してくる。だから溜まった液には分子量の多いものは含まれていない。これを漏出液という（**図 26**）。この場合は目的に合った薬、例えば心臓が弱っているのであれば強心剤や利尿剤などを使うし、腹水などでは利尿剤を使うことになる。

漢方処方をこの**浸出液**と**漏出液**の分類で考えてみる。

まず保険漢方薬の中で利水消腫効果のある処方として我々が使っているものを取り出してみよう。左端は処方名で中央は一般に使われている病態である。これらの処方に西洋医学の分類を当てはめてみる（**表 5**）。

（表 5）利水消腫効果のある保険漢方処方の西洋医学分類

【茯苓・白朮・沢瀉】	一般に使われる病態	西洋医学での分類
五苓散	利尿剤	漏出液
猪苓湯	前立腺炎、腸炎	浸出液
苓桂朮甘湯	めまい	漏出液
苓姜朮甘湯	腰から下の冷え	漏出液
当帰芍薬散	生理前の浮腫	漏出液
真武湯	冷えの浮腫	漏出液

【木防已】	一般に使われる病態	
防已黄耆湯	変形性膝関節症、風邪	漏出液
木防已湯	心臓浮腫	漏出液

【麻黄・石膏】	一般に使われる病態	
越婢加朮湯	関節炎	浸出液
麻杏甘石湯	喘息、痔の腫れ	浸出液

滑石や**麻黄**と**石膏**の組み合わせも利水消腫効果がある。

次に処方に含まれる生薬単位で考えてみる(**表 6**)。

(表 6)利水消腫効果のある保険漢方処方の生薬分類

【茯苓・白朮・沢瀉】							一般に使われる病態
五苓散	茯苓	白朮	沢瀉	猪苓		桂枝	利尿剤
猪苓湯	茯苓		沢瀉	猪苓	滑石	阿膠	前立腺炎、腸炎
苓桂朮甘湯	茯苓	白朮		桂枝	甘草		めまい
苓姜朮甘湯	茯苓	白朮		乾姜	甘草		腰から下の冷え
当帰芍薬散	茯苓	白朮	沢瀉	川芎	当帰	芍薬	生理前の浮腫
真武湯	茯苓	白朮		附子	生姜	芍薬	冷えの浮腫

【木防已】							一般に使われる病態
防已黄耆湯	木防已	白朮	黄耆	生姜	甘草	大棗	変形性膝関節症、風邪
木防已湯	木防已		桂枝	石膏	人参		心臓浮腫

【麻黄・石膏】							一般に使われる病態
越婢加朮湯	麻黄	石膏	甘草	生姜	大棗	蒼朮	関節炎
麻杏甘石湯	麻黄	石膏	杏仁	甘草			喘息、痔の腫れ

当帰芍薬散、**苓桂朮甘湯**、**苓姜朮甘湯**は炎症を伴わない浮腫みに使う。だから**茯苓**、**沢瀉**、**白朮**は漏出液に効きそうである。**木防已湯**は心臓浮腫に使うのだから漏出液に効く。**五苓散**も普通の浮腫みに効くから漏出液に効く。

猪苓湯を見ると炎症を抑える作用のある**滑石**が入っていて、**猪苓**は抗炎症作用のある利水薬のように思える。**五苓散**にも**猪苓**が入っているが、太陽病の発汗後に使う薬だからだろう。**越婢加朮湯**はリウマチの関節水腫など様々な炎症に使い、また**麻杏甘石湯**は喘息、気管支炎などに使う。**麻黄**+**石膏**の組み合わせは炎症に伴う浮腫を抑える作用がある。そうなると**麻黄**＋**石膏**の組み合わせは浸出液に使うと考えるとよさそうである（**表 7**）。

（表 7）利水効果のある生薬の西洋医学分類

茯苓	白朮	沢瀉	漏出液に使用
木防已			漏出液に使用（特に心臓による浮腫）
		猪苓	浸出液に使用
		滑石	浸出液に使用
	麻黄	石膏	浸出液に使用

ここまで来ると生薬単位で浸出液に効くのか、もしくは漏出液に効くのかが分かったので、漏出液専用、浸出液専用の処方薬を作ることができる。

利水効果のある生薬は**車前子**、**燈心草**などもあり、利水処方は尿路感染に使う**五淋散**、腹水に使う**分消湯血鼓加減**といった処方もある。こういった処方も分類整理して丸剤を作り実際に患者さんに飲んでもらって薬を創っていく。

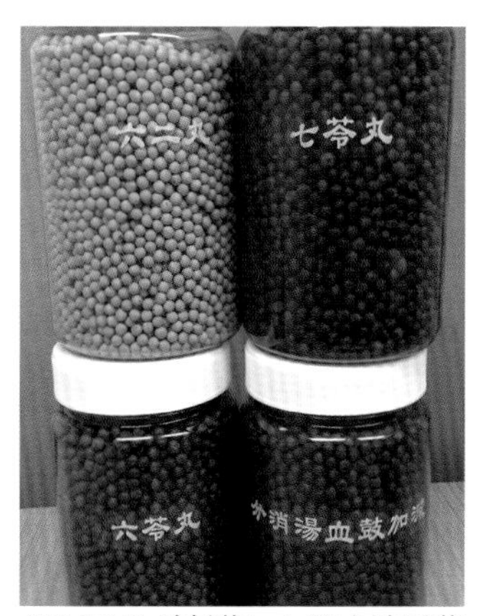

（図 27）私が創薬した利水消腫薬
六苓丸、七苓丸、六二丸

私は**浸出液用**の漢方丸薬、**漏出液用**の漢方丸薬を創って病気を治療している。西洋医学での分類をすると漢方医学の知識がなくても丸薬を使うことができるようになる。肝硬変の腹水なら漏出液用の丸薬、リウマチの関節水腫なら浸出液用の丸薬といったように使うことができる。つまり中医学も日本漢方も必要ない。

古代の中国人は体の浮腫みを治す薬として利水消腫薬を創った。さらに口から液体が出るのも水と考え**化痰利水薬**を創った。化痰利水薬は、口から出る水、つまり消化管の吸収障害に伴って発生する溜飲（振水温・グル音として聴取する）あるいは肺の分泌増大による多量の喀痰などを治す薬で西洋薬の利水剤とは全く異なる。肺炎や風邪で痰が出る、胃の調子が悪くてキミズが上がってくるのも水と考えたのだろう。脳梗塞を痰と分類したのは、脳梗塞で唾液や痰を飲み込めなくなった状態を見て、痰が詰まったのだと想像した。化痰利水薬の主薬は**半夏**であり、化痰利水剤は肺からの水や胃からの水をさばくように作られている。西洋医学の分類では胃腸炎、肺炎といった疾患として分類できる。これは**半夏**の研究で整理することができる（**表 8**）。

（表 8）化痰利水薬の解析

【半夏・茯苓】											※甘草・生姜は省略	
小半夏加茯苓湯	半夏	茯苓										
半夏厚朴湯	半夏	茯苓					蘇葉	厚朴				
茯苓飲		茯苓	陳皮	枳実	人参	白朮						
竹筎温胆湯	半夏	茯苓	陳皮	枳実	人参		竹筎	柴胡	黄連	香附子	桔梗	麦門冬
半夏白朮天麻湯	半夏	茯苓	陳皮		人参	白朮	黄耆		麦芽	黄柏	沢瀉	天麻
二陳湯	半夏	茯苓	陳皮									

創薬 2　補中益気湯を分解して薬を創る

処方を創る際、西洋医学の薬で簡単に治る病気の処方を選び出しても感謝されない。だから西洋医学で治りにくい病気に効く処方を創らねばならない。補中益気湯を例に取って説明したい。まずは、この薬の出来上がってきた過程、そして丸剤による分析の順で説明してみよう。

補中益気湯

黄耆、人参、白朮、甘草、当帰、陳皮、升麻、柴胡、大棗、生姜

紀元1200年頃、モンゴル軍に囲まれた城の中でバタバタ人が死んでいった。周りをモンゴル軍が囲っているから伝染病ではない。つまり『傷寒論』が書かれた時代から最も恐れられていたチフスやコレラといった伝染病ではない。現代医学で考えると死亡原因は栄養失調と吐物などによる感染症と思われるが、ともかくその状態を薬で何とか治そうと李東垣が補中益気湯を創った。この薬は体の元気を高める作用と筋肉の緊張を高める作用を持っている。この薬がどのくらい役に立ったかは不明だが、この処方の現代における使い方について山本巌先生は病後の体力低下、夏負けや脱肛、胃のアトニー、子宮脱などに使えばいいと教えてくれた。

つまり体力低下を防ぐ、もしくは升提(しょうてい)作用(筋肉の緊張を高める)の二つがこの薬の特徴になる。元気を出す治療は現代医学にもある。点滴やビタミン剤などである。この薬を本当に現代に生かそうと思えば、現代医学にない作用に注目しなければならない。それは筋肉の緊張を高める作用である。西洋医学にはそういう作用を持つ薬がないので、例えば脱肛が治ればそれは漢方として大変重要な処方になる。夏負けや病後の体力低下によく効いても、クーラーや点滴のある時代ではその処方の良さをなかなか理解してもらえないことは想像に難くない。

10種類の生薬から構成される補中益気湯の中で筋肉を強くさせる作用である升提作用は、**柴胡**、**升麻**、**黄耆**の三つの生薬にあると言われている。そこでこの三つをまとめた**升提丸**を患者さんに投与すると、確かによく効く。10種類の生薬の中から3種類だけの生薬にしたのであり濃度は3倍以上になったわけだから、補中益気湯よりよく効いて当然だろう。

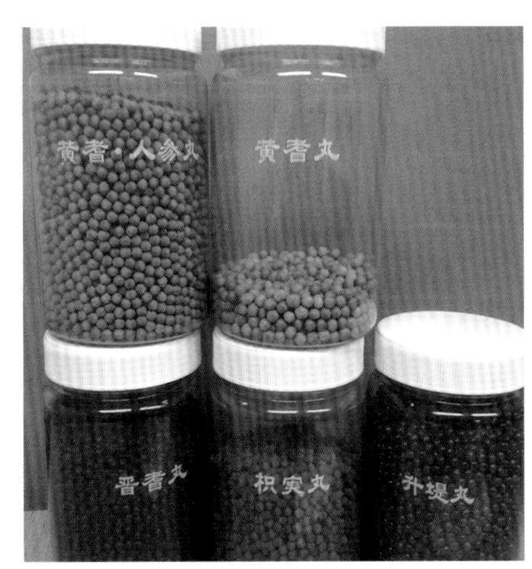

(図28)補中益気湯の分解による創薬

でも効かない症例もある。文献を調べてみると、「**柴胡、升麻にはその作用はない。黄耆と党参(人参)の作用だ**」という四川省の陸先生の記事を見つけた。そこで**黄耆**と**党参**の丸薬を作って調べるとこれも効く。他の文献を当たっていると、**枳実**が胃下垂を治すという記事を見つけた。そこで**枳実丸**を作り、どの組み合わせが一番よく効くかを調べている(図 28)。

創薬3　薬効の強い駆瘀血剤を解析して薬を創る

瘀血とは漢方医学の仮説で体の中に生理活性を持たない血液が溜まった状態とされている。病態そのものはよく分からないが、打撲、癌などにこの駆瘀血剤がよく効くことを経験する。例えば、私のクリニックに勤める34歳の鍼灸師が打撲をしたのだが、駆瘀血剤の投与により2日目からほとんど治っていることを示している(図 29)。

瘀血を取ると言われている生薬は数が多いが、どれが重要かは分からない。こういった場合、駆瘀血剤として使われている処方の中で、どの生薬

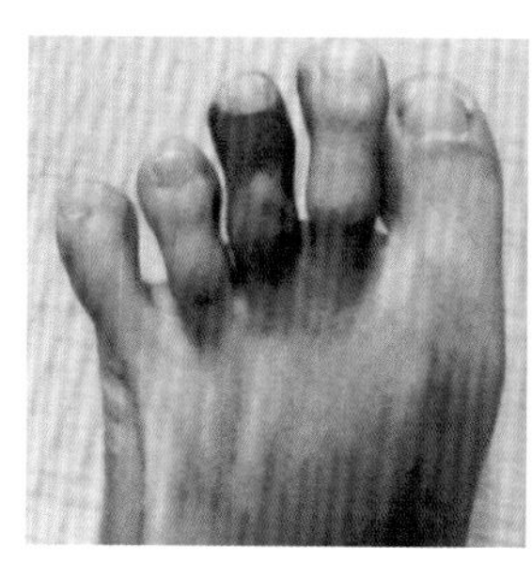
1日目

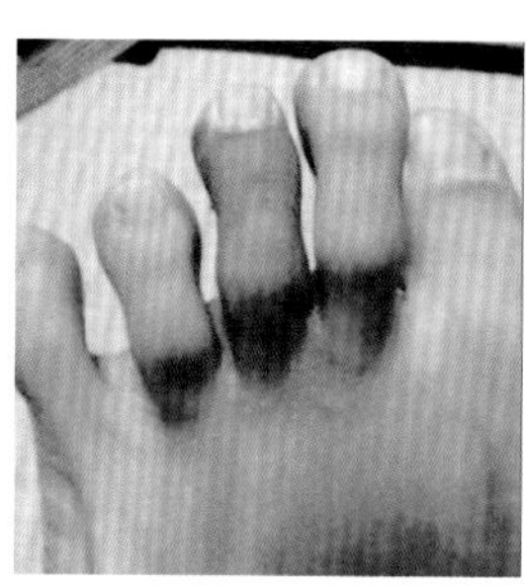
2日目

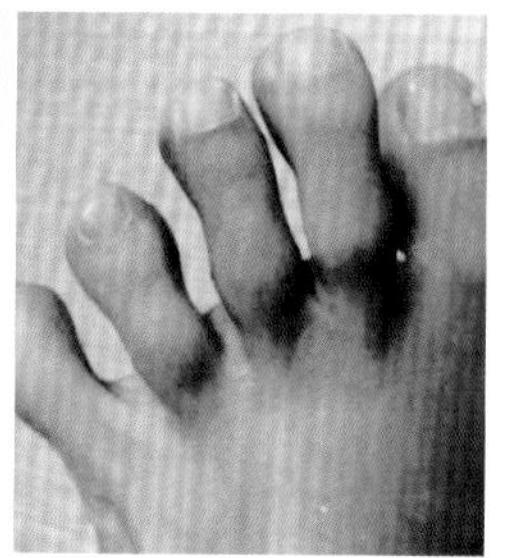
3日目

(図 29)打撲の治癒経過

が一番よく使われているかという確率論で調べていく(表 9)。

桃仁と**牡丹皮**の頻度が比較的高いが、特に使用頻度の高い生薬はない。それでは個々の生薬の薬効を表にしてみたが、鎮痙作用や健胃作用などがあり、統一した作用を見つけ出すことが困難である(表 10)。そこで**丹参**、**蘇木**、**牡丹皮**、**桃仁**といった丸薬を作り、臨床で使用しているが、これといった決め手を欠く。

（表 9）駆瘀血薬の使用頻度

打撲に使う						
通導散	当帰	紅花	蘇木			
治打撲一方	川骨	樸樕	川芎			

炎症に伴う瘀血の治療						
桃核承気湯	桃仁					
大黄牡丹皮湯	桃仁	牡丹皮	冬瓜子			

婦人病						
桂枝茯苓丸	桃仁	牡丹皮	赤芍			
芎帰調血飲	当帰	牡丹皮	川芎	益母草		
芎帰調血飲第一加減	当帰	牡丹皮	川芎	益母草		
	桃仁	紅花			延胡索	

心筋梗塞を治す						
冠心Ⅱ号方	赤芍	川芎	紅花	丹参	降香	

生薬の登場回数						
	牡丹皮	4 回	桃仁	4 回	蘇木	1 回
	川芎	4 回	益母草	2 回（1 回）	川骨	1 回
	紅花	3 回	赤芍	2 回	樸樕	1 回
					丹参	1 回
					降香	1 回

（表 10）駆瘀血薬の薬効

活血薬	治療効能							
	打撲	鎮痛	鎮痙	抗炎症	癌	冠不全	消化器	婦人科	その他
川芎		頭痛	鎮痙						
丹参		月経痛		肝炎		冠不全		月経不順	精神衰弱
延胡索		鎮痛	鎮痙						
益母草				腎炎	癥瘕			不妊	
赤芍	打撲		平滑筋痙攣			冠不全			
桃仁	打撲	月経痛					便秘		
紅花	打撲	月経痛		眼炎症					
莪朮		月経痛			癌		消化不良		
三稜					癌		消化不良	月経	
乳香		鎮痛	鎮痙	化膿					
没薬		鎮痛	鎮痙	化膿					
牛膝		月経痛	痺痛	歯周病 淋証					
蘇木	打撲								
牡丹皮	打撲			化膿					

※牡丹皮は清熱剤に分類されている。

そうなると当面は効きそうな生薬を組み合わせて使うしかない。私はこの治療を多くの生薬を集めて治療するという意味でショットガンセラピーと呼んでいる。山本巌先生が**通導散合桂枝茯苓丸**を使っていたのは、**紅花**と**蘇木**しか**通導散**に入っていないからであり、それに**桃仁**、**牡丹皮**、**赤芍**を入れたいがためである。私はもう少し駆瘀血の生薬を足している。こうすることで**強力**

な駆瘀血丸が出来上がった(図 30)。

＊

処方決定に漢方知識は必要か !?

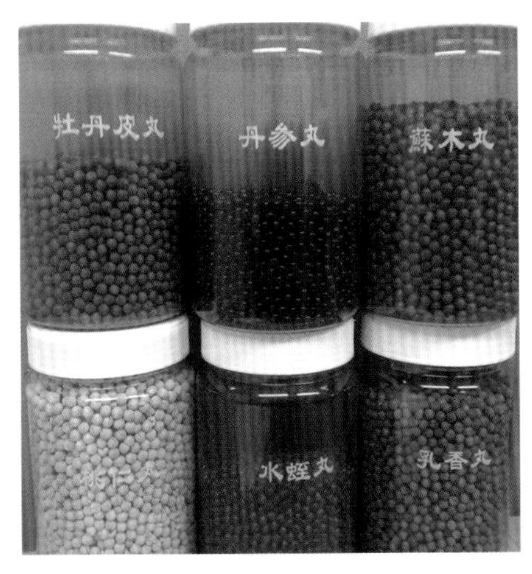

(図 30)強力な駆瘀血作用の丸薬

今までに創薬について三つの例を挙げて説明してきた。浮腫みがあるときはそれが浸出液なのかもしくは漏出液なのかを区別して薬を出せばいい。駆瘀血剤を出すときに治打撲一方がいいのか通導散がいいのか迷うことはない。総合的に瘀血に効くように創られた薬を出せばいい。升提作用が必要な時には升提丸を出せばいい。西洋医学のように感染症には抗生物質、熱には解熱剤というふうに薬を使っていけばいい。治療においても漢方の思想を排除することで薬が使いやすくなることが分かると思う。

創薬 4　生薬単味の効能を解析して薬を創る

甘草丸を使った解析についてはすでに述べた(36 頁)。ここで説明する単味の生薬、**紫根**と**釣藤鈎**の内容を読めば、単味の生薬と薬能が結びつけばどれほど強い武器になるかが分かるはずである。**紫根丸**と**釣藤丸**を使った生薬の薬効ならびに病気への応用について述べてみたい。

❶紫根

ある時、山本巌先生は皮膚の苔癬化した病変が**紫雲膏**を塗ることで良くなることをみつけた。皮膚の組織病変も分かる山本先生は皮膚の線維芽細胞に**紫根**が作用しているのではないかと考えた(図 31)。**紫雲膏**の主成分は**紫根**だからである(表 11)。

もしそうならば、組織が線維芽細胞によって固くなる肝硬変や術後の腸管癒着などにも効くはずである。単味の生薬と病理変化が結びつけばこれほど応用の利くことももない。こういった理由から紫根単独の丸薬、**紫根丸**を私は作った(紫根を単独で煎じて飲むのは味の問題で困難である)。

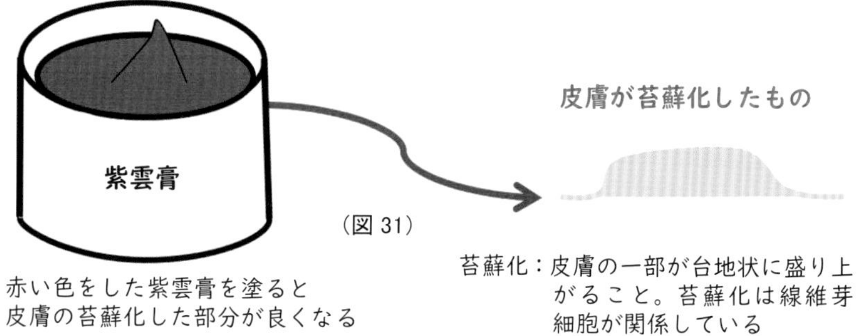

(図 31)

(表 11)紫雲膏の成分

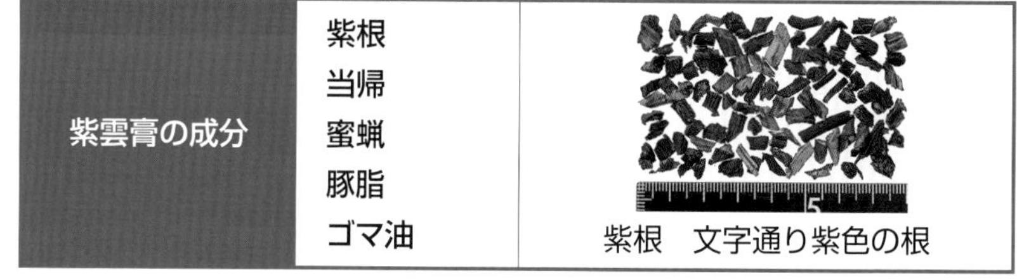

紫雲膏の成分	紫根 当帰 蜜蝋 豚脂 ゴマ油	紫根　文字通り紫色の根

肝硬変の治療

肝硬変は文字通り肝臓が線維化して硬くなる病気である。肝臓が硬くなると(図 32)のように食道静脈瘤ができ、腹水が溜まるようになる。線維化

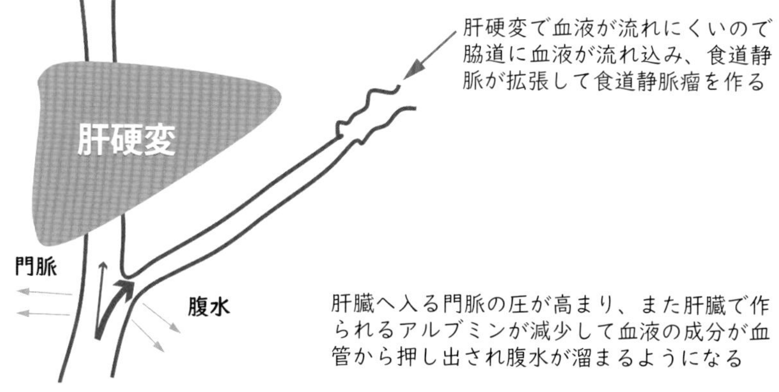

(図 32)肝硬変の病理・病態

する原因はアルコールやＣ型肝炎。**紫根**が線維芽細胞を抑えるならこの病態に効くはずである。

症例❶ **肝硬変患者**

肝硬変があり、食道静脈瘤のために食道離断術を受けるように勧められていた患者さんがいた。**紫根丸**を使うこと20年以上、食道静脈瘤の手術をせずに暮らすことが出来た。肝硬変は一旦なってしまうと治らないので、これは**紫根丸**の画期的な使い方だと感じた。

症例❷ **肝硬変による腹水の患者（86歳女性、四国から来院）**

肝硬変は85～90%がウイルスによるものだが、この患者さんの場合は原因不明の自己免疫性肝硬変である。肝臓の細胞が勢いよくつぶれると、新しい肝細胞ではなく線維芽細胞に置き換わり、肝臓が小さく硬くなる。これを肝硬変という。肝臓はもとの肝細胞ではなく、繊維芽細胞に置き換わるのだから肝臓の本来の機能は失われて不可逆的な変化が起こる。皮膚にひどい火傷を負うと皮膚の上皮細胞ではなく、線維芽細胞がケロイドを作る。これと同じことが肝臓にも起こると考えると分かりやすい。患者さんは入退院を繰り返していて、2週間に一度腹水を抜いていた。来院した時は足まで腫れ上がり、お臍が腹水のために飛び出して見えた。

＊

治療法は二つ。どう肝臓を柔らかくするか、そして腹水をどう減らすかである。西洋医学の薬には肝臓を柔らかくする薬はないが、漢方にはある。代表的な薬は**紫根**、さらには駆瘀血薬の**牡丹皮**や**紅花**も効く。腹水を取るのには西洋医学では利尿剤が使われるが、効かないだけでなく、血中の電解質が狂ってしまう。漢方薬の**五苓散**や**防已黄耆湯**などは効かない。**車前子**や**大腹皮**などがいい。

＊

治療開始から2ヵ月間は肝臓を柔らかくする薬を中心に利水剤を足したが良くならず、思い切って多量の**七苓丸**と**分消湯血鼓加減**(分消湯加当帰芍薬紅花牡丹皮去白朮茯苓)を出したら、2週間で効果が出始めた。1ヵ月で腹水がどんどん減り始めて2ヵ月で溜まらなくなった。それ以降、利水剤を減らしても順調に推移し、腹水はなくなった。利水剤が不要になったのは肝臓が柔らかくなったからだろう。それにしても不思議なのは**分消湯**を**分消湯血鼓加減**にするときにわざわざ利水剤として知られている**茯苓**と**白朮**を抜くことである。分析しなければいけない課題は多い。

Column ❻

腸管癒着によるイレウス

手術後に腸管が癒着してイレウス状態になることがある。この場合も線維芽細胞の活動が強いのでその活動を抑え、癒着を取るために**紫根丸**を使用する。さらに癒着がある場所で腸管の蠕動運動が激しくなって痛みを生じるので、腸の動きを穏やかにする**芍薬**や**生姜**、**蜀椒**の入った**大建中湯加減丸**を用いる。

＊

注意：**大建中湯**には**膠飴**が多く入っているが、この**膠飴**を抜くと胃痛など激しい症状が起こる。犬の実験では痙攣が起こった。一見無駄なように見えても**膠飴**を抜くことはできない。**蜀椒**の作用は想像以上に強烈である。

❷釣藤鈎

釣藤散の in vitro での効果

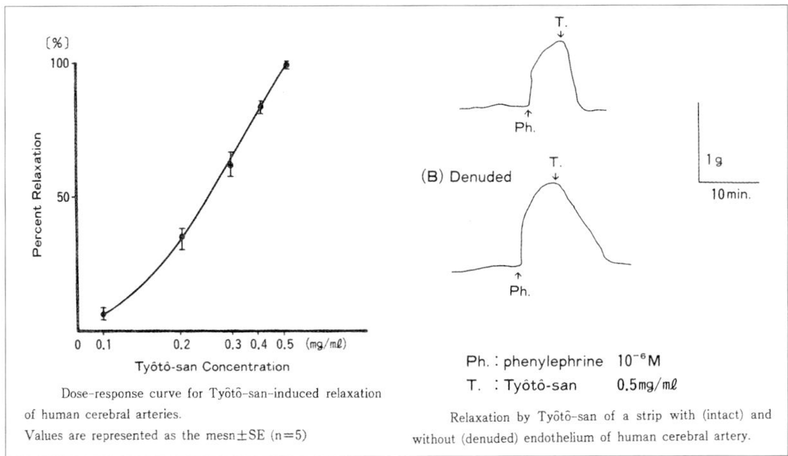

Dose-response curve for Tyôtô-san-induced relaxation of human cerebral arteries.
Values are represented as the mesn±SE (n=5)

Relaxation by Tyôtô-san of a strip with (intact) and without (denuded) endothelium of human cerebral artery.

左（図 33）血管拡張作用　右（図 34）血管内皮細胞の弛緩作用[4)]

漢方を習い始めた頃、漢方薬が本当に効くのか確かめたかった。釣藤散は臨床の効果から脳の血管に何らかの作用があると思った。たまたま友人が人の脳血管を使ってどんな物質が血管を拡張させるかを調べていた。私は釣藤散の煎じ薬を友人の所に持ちこんで、血管の拡張作用があるか調べて欲しいと頼んだ。臨床ではなく、in vitro での効果を知りたかったのである。煎じ薬は泥水のように濁っているから、そんなものに血管拡張作用があるとは思えなかった。だが微量の煎じ薬で血管の拡張が起った。実験を繰り返すうちに大変強力な拡張作用をもっていることが明らかになった(**図 33**)。釣藤散は単味の生薬としてではなく、漢方医学の中で使われてきた合薬(処方)としてその薬理効果が証明された。この結果をまとめ、脈管学会に投稿した。投稿はしたものの漢方は理解されないだろうと内心諦めていたのだが、論文審査が厳しい西洋医学の雑誌に掲載されることになった。この論文は朝日新聞で紹介され、後日、私はイスクラ漢方奨励賞を受賞することになった。ここで興味深いのは血管内膜がなくても血管が拡張することから、血管の平滑筋に直接作用して平滑筋を弛緩させているのではないかと思えたことである(**図 34**)。

そこで釣藤鈎の含まれる四つの処方を分析した(**表 12a-d**)。

(表 12a)抑肝散	
小児のひきつけに使われる	
釣藤鈎	鎮痙作用
柴胡・甘草	釣藤鈎と共に肝気の緊張を緩和し神経の興奮を鎮める
当帰	肝血を潤すと言われ、肝の血行を良くする
川芎	肝血をよく疎通させる
茯苓・白朮	子どもの引きつけで胃に水が溜まったものに使う

(表 12b)抑肝散加陳皮半夏	
小児のひきつけに使われるが、胃内停水のひどいもの	
釣藤鈎	鎮痙作用
柴胡・甘草	釣藤鈎と共に肝気の緊張を緩和し神経の興奮を鎮める
当帰	肝血を潤すと言われ、肝の血行を良くする
川芎	肝血をよく疎通させる
茯苓・白朮	胃内に停滞した水飲を去る
陳皮・半夏	さらに胃内の停水を去らせ、肝の熱を冷ます

(表 12c)釣藤散	
中年以降の神経症でやや虚症を呈し、 頭痛、眩暈、肩こり、肩背拘急などを主訴とするものに用いる	
釣藤鈎	鎮痙作用
人参・茯苓	元気の虚を補う
防風・菊花	上部の気滞をめぐらし、熱を冷ます
石膏	精神を安んじ鬱熱を冷ます
橘皮・半夏・麦門冬	菊花などと共に上逆を下す

（表 12d）**七物降下湯**[5]	
高血圧による眼底出血に使用する	
釣藤鈎	血圧を下げる
黄耆	血管を広げる
黄柏	胃を良くする
四物湯	止血する

釣藤散は処方なので、どの生薬が一番血管を拡張させているのかを処方でみていくとおそらくは**釣藤鈎**ではないかとの想像がつく。そこで**釣藤鈎**単独の丸薬を作り様々な臨床研究を繰り返しいくことで次のようなことが分かった（図 35、36）。

釣藤鈎の作用

①催眠作用がある
②横紋筋を緩める作用がある
③鎮痙作用がある
④細気管支の平滑筋を緩める作用があるので、喘息に効く
⑤血圧を少しばかり下げる
⑥脳血管を広げる

もし眠剤に使うのであれば、**釣藤鈎**だけでなく**酸棗仁**といった生薬や鎮静作用のある**柴胡**、**芍薬**を組み合わせていけばいい。そういう努力をすることで現代の病気に合った処方を創ることができる。生薬の薬効を詳しく知ることで処方を選ぶ上での迷い道がなくなり、腕を上げることができる。

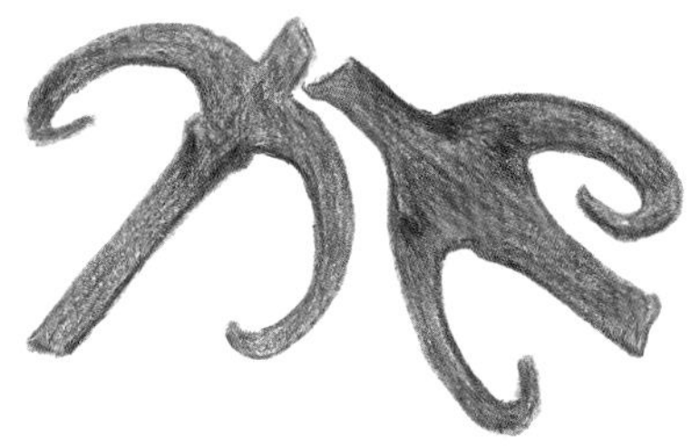

（図 35）釣藤鈎
カギカズラ（ツル植物）の棘の部分

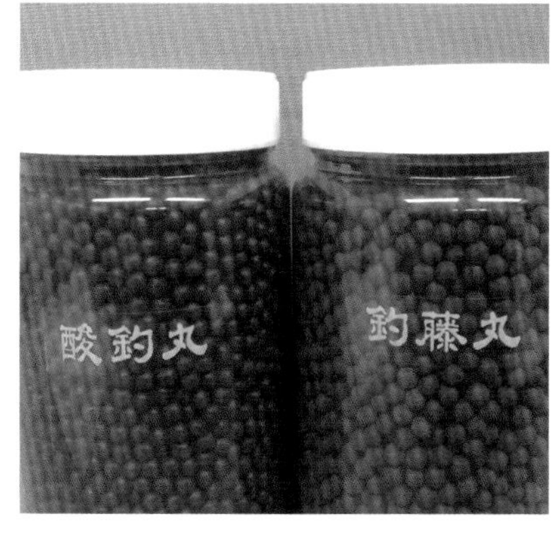

（図 36）釣藤鈎単味の丸薬など

生薬の薬効を繊維芽細胞の増殖を抑えるとか、釣藤鈎が脳の血管を拡張させ、鎮静作用があるというところまで解明できれば、数多くの応用が利くことが分かる。

山本巌先生が診断学から漢方思想を追い出してくれたように、薬を使う薬学論理からも漢方思想を追い出せれば、生薬も西洋医学の論理で使うことができる。

漢方思想からの脱却

病気を治すためには正確な診断学と正しい処方学が必要である。漢方思想には重要な知識が含まれていることは重々承知しているが、実際の臨床では漢方の処方学は使用すべきではない。

漢方の処方学では薬を選択した客観的証拠を得られないので、試行錯誤を繰り返すことになる。だから腕が上がらない。腕を上げるためには試行錯誤をしないことである。そうでないと経験を積み上げることができない。

処方学の中から漢方思想を追い出すことは困難でも努力はできる。漢方利水剤の中で説明したように整理、分類をしてその薬効を調べて西洋医学の理論で使えるようにする。単味の生薬の丸剤を作ってその薬効を調べる。さらに処方を分解したり、薬効の分かった単味の生薬を統合して新処方を創り、漢方思想を脱却する方法を説明してきた。こうすることで試行錯誤を減らすことができ、難病に効く処方を創ることが出来るようになる。

診断学

山本巌は西洋の診断学を使うことで試行錯誤がなくなり、腕を上げることができた。つまり漢方処方を西洋医学の病名で投与したということである。

西洋医学の診断学は漢方医学とは関係なく独自の発展をしてきたから、診断学の中から漢方の診断学を省くことは容易である。

病気

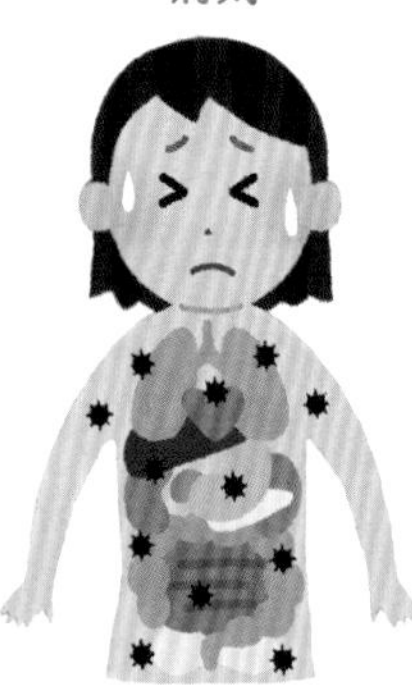

処方学(薬理学)

漢方の処方学は漢方医学の中で発達してきたから処方学の中から漢方思想を除くことは困難である。

八綱弁証、弁証論治で病気を特定して薬を処方した場合、効かなかったらその理論を検証する方法がない。漢方医の頭にある概念的な思考でしかないからである。

漢方の体質分類を解析する

次にもう少し難解な漢方の体質分類である**陰虚**と**気虚**を西洋学的に解析してみよう。

今までの解析は瘀血という漢方の医学的仮説はあったものの比較的単純な解析で済んだが、今回は病態ではなく、健康な人も持ち合わせている体質の解析である。漢方分野でのこういった体質解析を日本で行ったのは一貫医学の森道伯である。**臓毒証**、**瘀血証**、**解毒証**という三つの分類を示して、その体質がどういう病気を発病してくるかを説明した[6)]。体質を分類するのは難しいが、中医学で言われる体質と一貫堂で言われる体質の共通点をみつけるように体質分類に挑戦してみよう。

＊

漢方医学での体質分類は極めて重要で薬を投与する際の指標となっている。しかし、漢方の体質分類はあまりに感覚的で、しかも中医学と日本漢方とでは混乱が見られる。例えば陰虚という言葉は、中医学では文字通り「陰が虚している」という意味だが、日本漢方では陰証であり虚証の意味に使われる。陰虚や陰証、虚証といってもどんなものか想像もつかないし、日本漢方でいう実証という体質は相撲取りのような体質だというが、これが病気と、どう関係があるかも分からない。これが分からなければ気虚に四君子湯を使い、陰虚に四物湯を使うことも理解できない。まずは体質の解析からはじめよう。

Kretschmer の体質分類

西洋医学にも体質分類はある。有名なのは**クレッチマーの体質分類**である。ドイツの精神医学者だったクレッチマーは病棟を回診している時に面白いことに気がついた。疾患ごとに分けられた病棟には似たような体質の患者が集まっていたのである。そこで精神疾患と体質とのつながりを見つけて体質分類を作った。肥満型には躁うつ病が多い。細長型は分裂気質、

肥満型

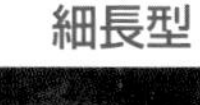

筋骨型

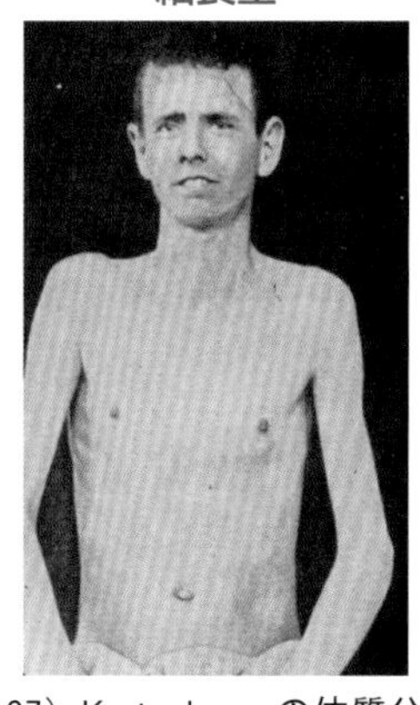

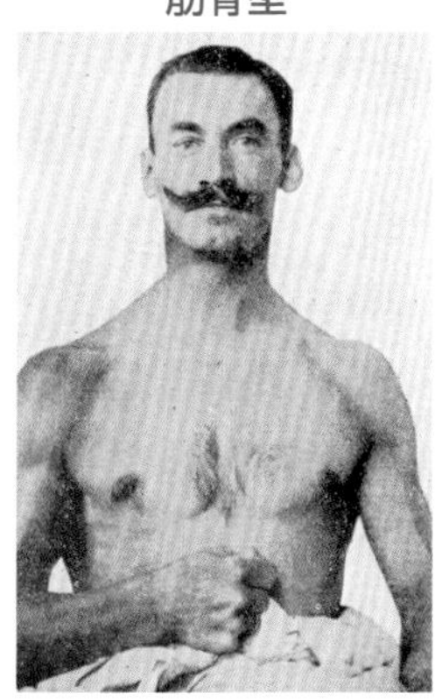

（図 37） Kretschmer の体質分類

筋骨型は粘着気質と三つの体質に分けた（**図 37**）。

漢方医学の体質分類も西洋医学的な理論を基礎とした体質分類を試みる必要がある。そしてその体質を明らかにした上でその体質を治す薬を創っていく。体質の分類もそれがいかに稚拙であっても、西洋医学的整理と分類を繰り返す以外に我々の理解が進まない事は言うまでもない。

中医学での体質分類

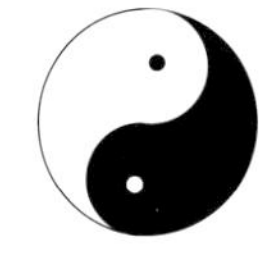

中医学では陰は**物質**であり陽は**機能**であるとしている。

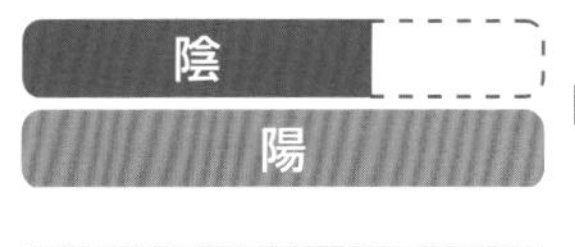

陰が欠けるのは陰虚と呼ばれる

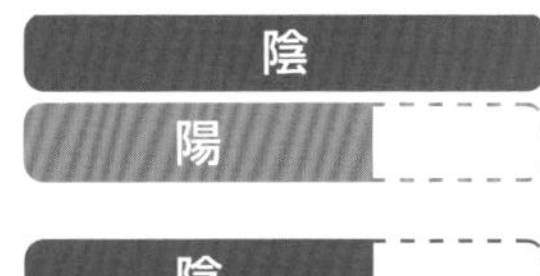

陽が欠けるものは気虚（陽虚）と呼ばれる

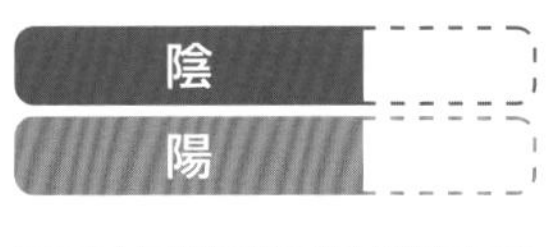

両方が欠けるものは気陰両虚と呼ばれる

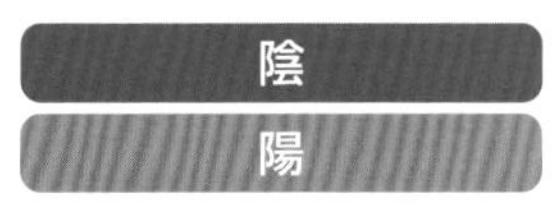

陰と陽がバランスをとっているものを正常とする

陰陽五行からきたこの思想をどう理解したらいいのか？

この漢方的な分類ではあまりにも概念的なので、西洋医学的に理解可能な病態分類を試みる。

新陳代謝からみた体質分類

人が食べた物は体を動かすエネルギーとして使われるだけでなく、体を作る筋肉や脂肪になる。つまり２種類の使われ方をする。もしこの使われ方に偏りがあればどうだろう？

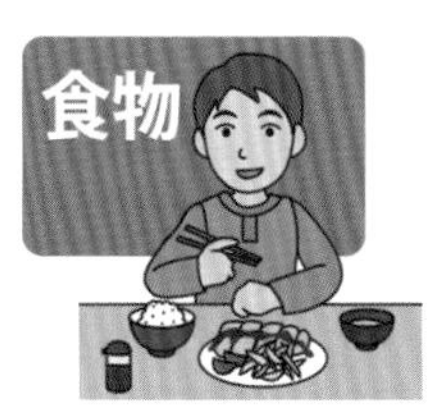

体を動かすエネルギーになる

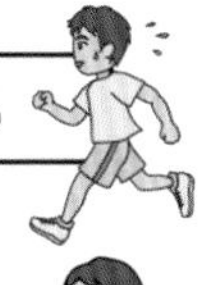

脂肪や筋肉、骨などになる

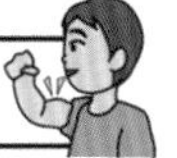

（図 38）

たくさん食べるけれど太らない人もいれば少し食べただけで太ってしまう人もいる。私たちは自分たちの周りにそんな人が沢山いるのを経験的に知っている（図 38）。**体を陰、体を動かす元気を陽**と考えて分析を進めよう。

分類1　痩せの大食体質（解毒証体質、陰虚体質）（図 39）

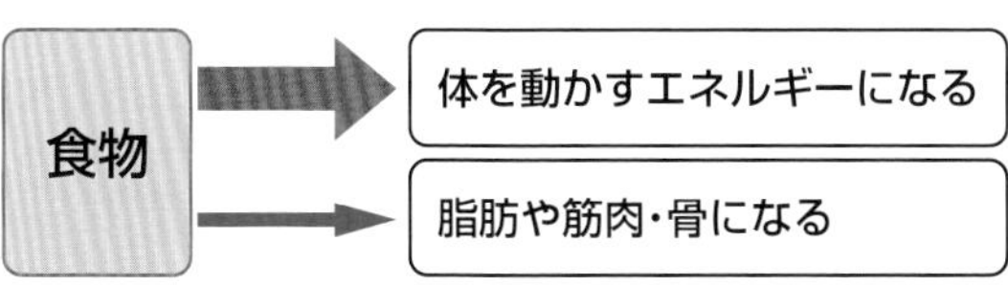

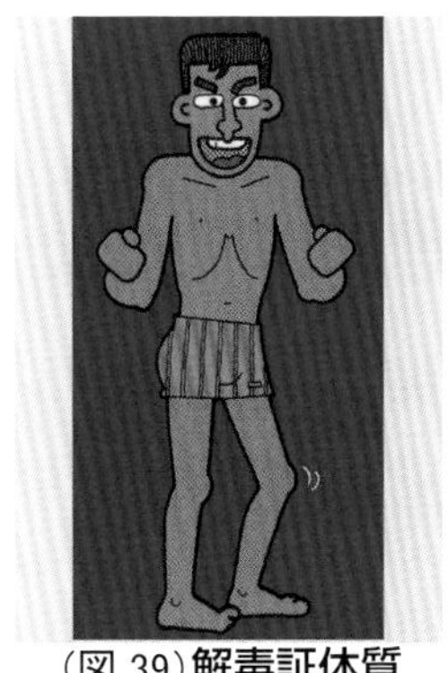

（図 39）解毒証体質

基本的体質

食べた物が身につくよりエネルギーに変わるため、体が熱を帯びやすく、暑がりで手足が熱を持つ。この状態を五心煩熱（ごしんはんねつ）と漢方では言う。痩せてはいるが元気で筋肉のしまりが良いのが特徴である。西洋医学的には異化亢進している体質と言えるかもしれない。

性　格

体にエネルギーが溜まるために落ち着きがない。いつもエネルギーを使おうとするために**セッカチな性格**をしている。退屈してエネルギーを使う場所がないと癇癪を爆発させる。怒ることでエネルギーを消費しようとするからである。**癇癪持ち**は体質から来ている。この人の怒り方に一定の方程式はない。ある事で怒ると思えば怒らず、変なことでカンカンに怒ったりする。それは体の中に溜まっているエネルギーを怒ることで発散させたいだけだからである。この体質の人を扱うには退屈にさせないことが大切である。

病　気

感染症にかかりやすく、子供の頃は中耳炎、蓄膿、ニキビなど多くの病気をするが、発育するにしたがって病気にならなくなる。風邪を引いても傷寒(ゾクゾクする寒い風邪)にならずに温病(体が熱をもつ風邪)になりやすい傾向がある。体質改善の漢方薬は**滋陰降火湯**などで新陳代謝を押さえる。**生地黄**、**麦門冬**、**天門冬**などが効く。一貫堂医学では年齢によって幼年期は**柴胡清肝湯**、青年期は**荊芥連翹湯**、成人後は**竜胆瀉肝湯**で体質改善する。アトピー、鼻アレルギー、喘息などはこのタイプの人の病気である。起こってくる疾患は体質と関係が深いが、その理由はまだ解明できていない。

分類2　小食のデブ体質(気虚体質、気虚水滞体質、陽虚)(図 40)

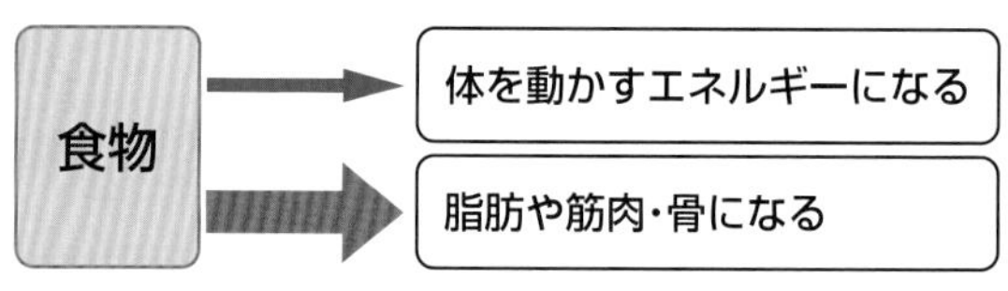

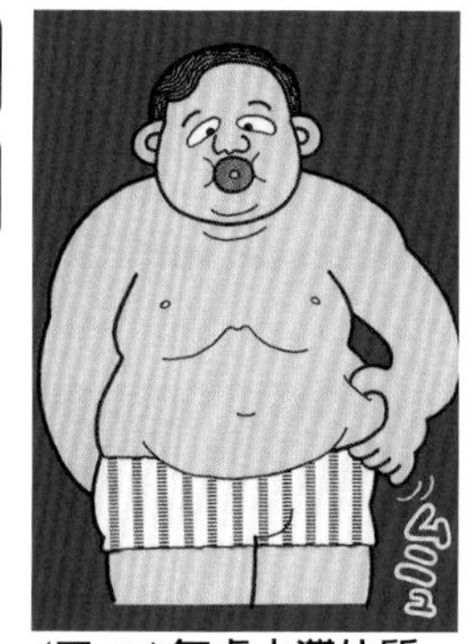
(図 40)気虚水滞体質

基本的体質

食べる物がすべて身についていくタイプの人である。水を飲んでも太り、水分の代謝も悪いので、水太りになる。後で述べる固太り体質ではなくブヨブヨしていて、その場でジャンプすると体がプチャプチャ揺れる。熱産生が低いので寒がりになる。西洋医学的には同化が亢進していると言えるかもしれない。

性　格

体が重いのに体を動かすエネルギーが足らないので、**無精な性格**になる。細かいことに拘っていては疲れてしまうからである。掃除をしてもまた汚れてしまうからと掃除をしなかったりする。片付けが苦手で、運動も苦手である。

病　気

運動嫌いの水太りの体質なので膝の関節が悪くなることが多い。風邪を引くと節々の関節が痛む風邪を引く。運動不足から高血圧や糖尿病になりやすい。**防已黄耆湯**などで体質改善をする。**防已**、**茯苓**、**沢瀉**で水をとり、**黄耆**で体質改善する。体質改善で一番重要なのは運動だがなかなか実行できない。

分類3　大食漢のデブ体質（臓毒証体質、実証）（図 41）

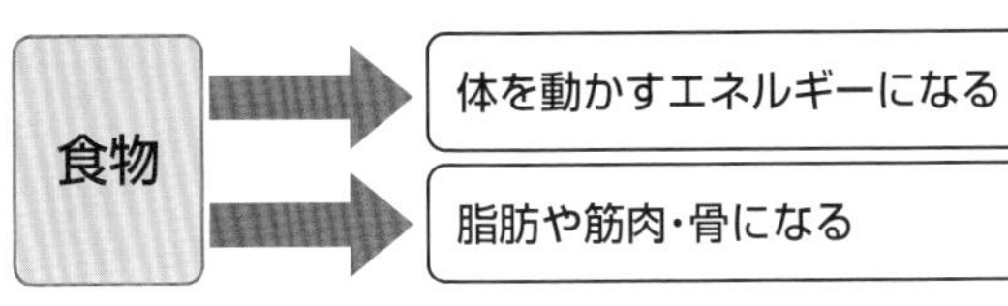

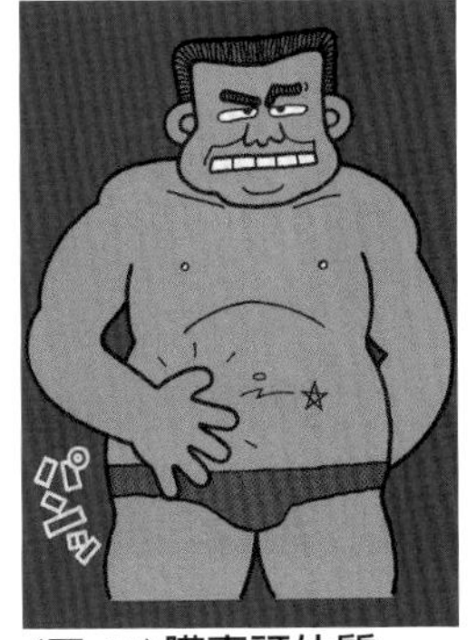
(図 41)臓毒証体質

基本的体質

胃腸が元気でよく食べる。吸収も良いタイプである。代謝に偏りは無い。エネルギー産生が高く、筋肉の発達もいいということになる。夜明けから夜中まで働いてもまったく疲れを感じない。古来の英雄はこのタイプである。よく動くしエネルギー産生も高いので、暑がりになる。真冬でも裸足にシャツ１枚というタイプである。

性　格

豪快な性格をしている。あまり元気過ぎて弱い体質の人の気持ちが理解できず、また何でも自分で出来てしまうので、**ワンマンな性格**になる。体力が余っているので**異性への関心が高い性格**になる。女性でもこの体質の人がいる。

病　気

食べるのが好きなので、高血圧、糖尿病、痛風になりやすく、心筋梗塞、脳梗塞を起こす可能性が高い。**防風通聖散**や**大柴胡湯**で体質改善する。**大黄**、**枳実**で体に溜まった毒素を体外に排出して体質を改善する。

分類4　痩せの小食体質（虚証体質）（図 42）

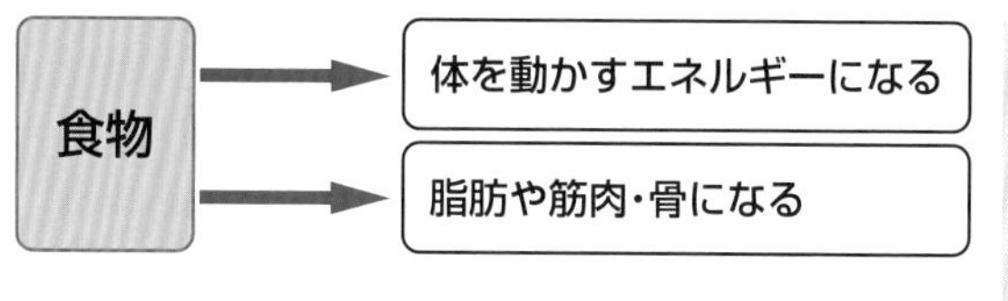

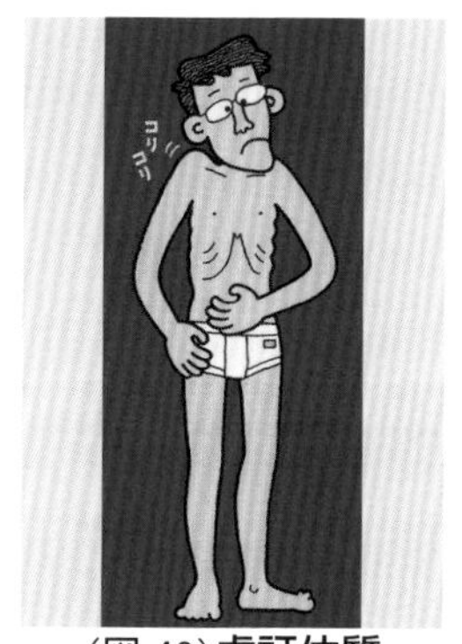

（図 42）虚証体質

基本的体質

代謝に偏りはないのだが、生まれつき消化機能が弱いので、エネルギー産生が低く寒がりになる。また筋肉の発達が悪いため骨格が歪みやすく、肩こりや腰痛を訴えやすい体質である。

性　格

ほんのわずかなことで体調を壊すのでとても神経質になる。マフラーをしてなかったから風邪を引いたとか、ある店のてんぷらを食べると胃を悪くする、といった具合である。**神経質で物事に拘りのある性格**が作られていく。

病　気

消化器が弱いので、胃炎、慢性下痢症、過敏性腸症候群など消化器系疾患を中心に病気が起こってくる。筋肉の発達が悪いので、重い物を持つと頭痛がしたり、肩が凝ったりする。治療は胃腸を丈夫にすることである。**六君子湯**や**補中益気湯**などで体質改善する。基本薬は**人参**、**茯苓**、**黄耆**、**山楂子**などである。

新陳代謝からみた体質分類のまとめ

❶一貫堂医学では解毒証と臓毒証しか出てこない

気虚と気陰両虚は出てこない(図 44)。

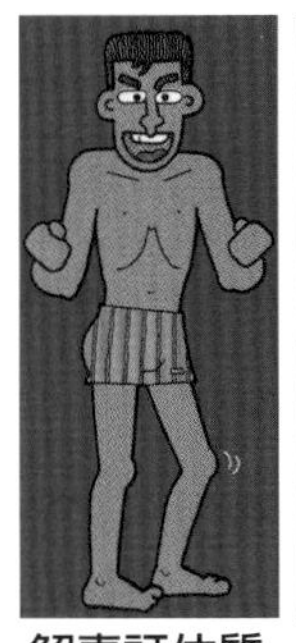
解毒証体質

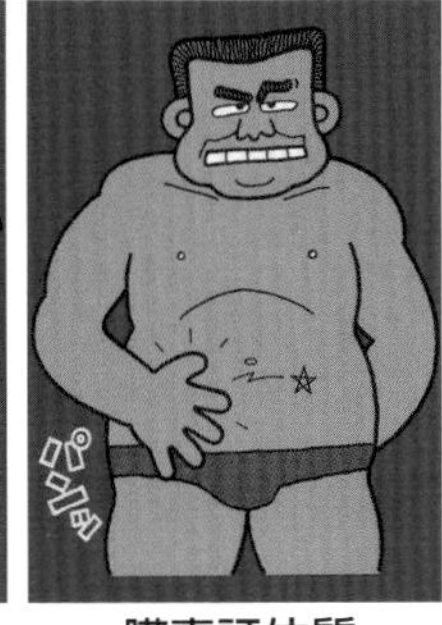

臓毒証体質

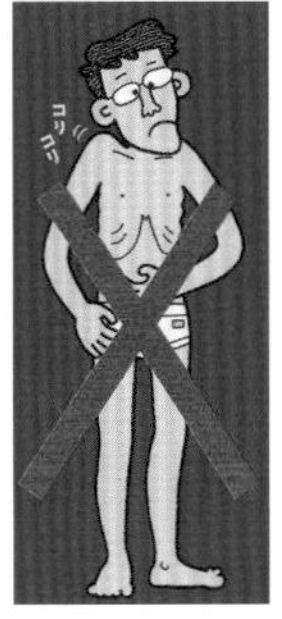

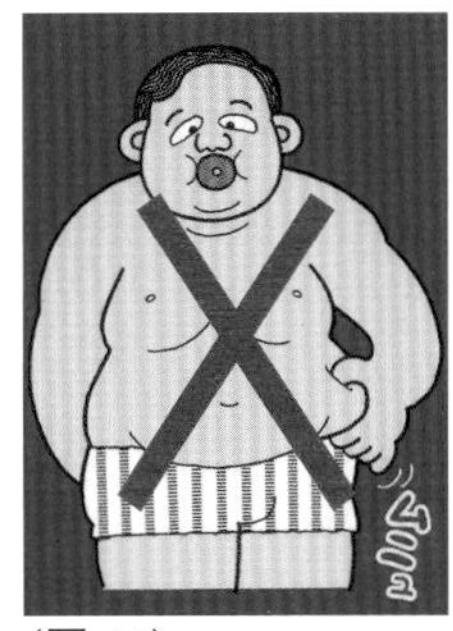

(図 44)

❷中医学では元気が良すぎる体質を病気をしやすい分類には入れていない

昔は糖尿病も高血圧も分からなかったし、元気すぎる体質(実証)を異常とはしなかった(図 45)。

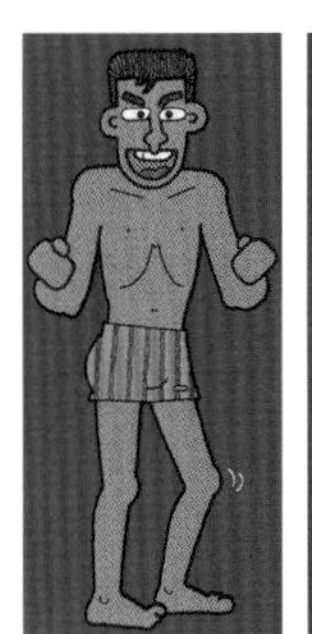
陰虚

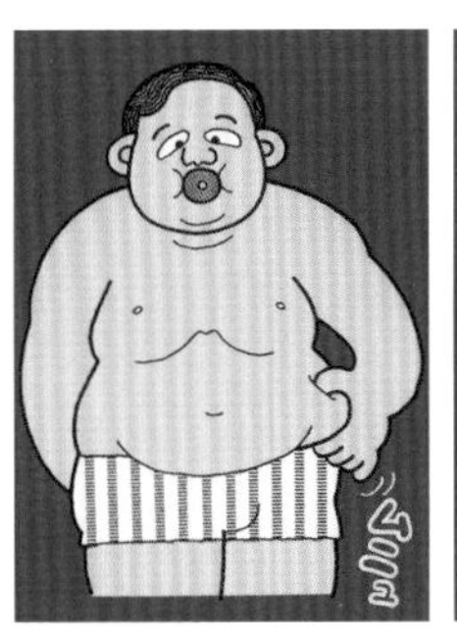

気虚

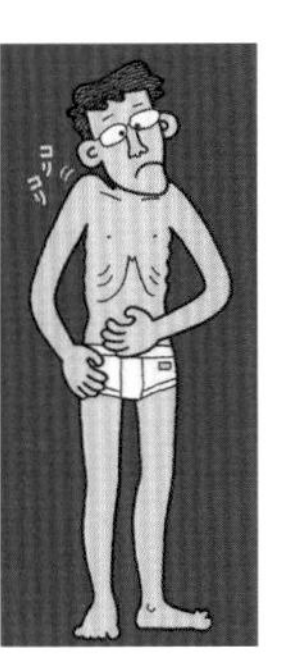

気陰両虚

異常体質

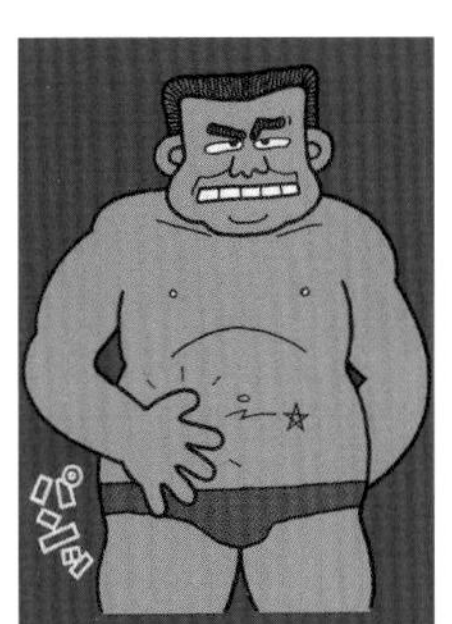

元気すぎる体質は
英雄の体質
(図 45)

❸西洋医学の体質分類との類似

新陳代謝による体質分類を行ったところ、体質とそれに使う薬が明確になったばかりではなく、人の性格的傾向も明らかになった。クレッチマーの体質分類は精神疾患と体質との関連性だったが、私の体質分類からも体質と気質とに一定の関連性があるように思える(**図 46**)。

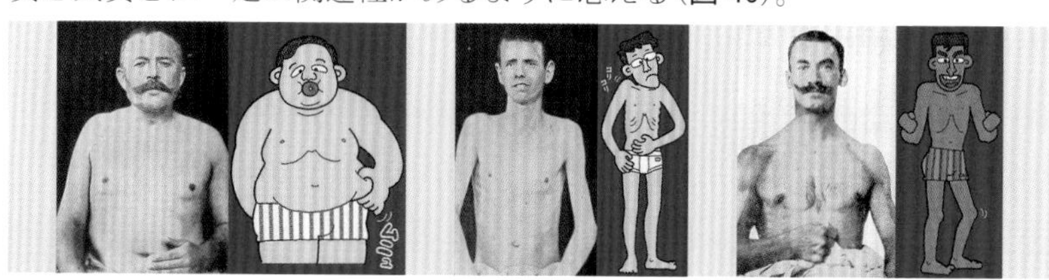

(図 46)Kretschmer の体質分類との関連性

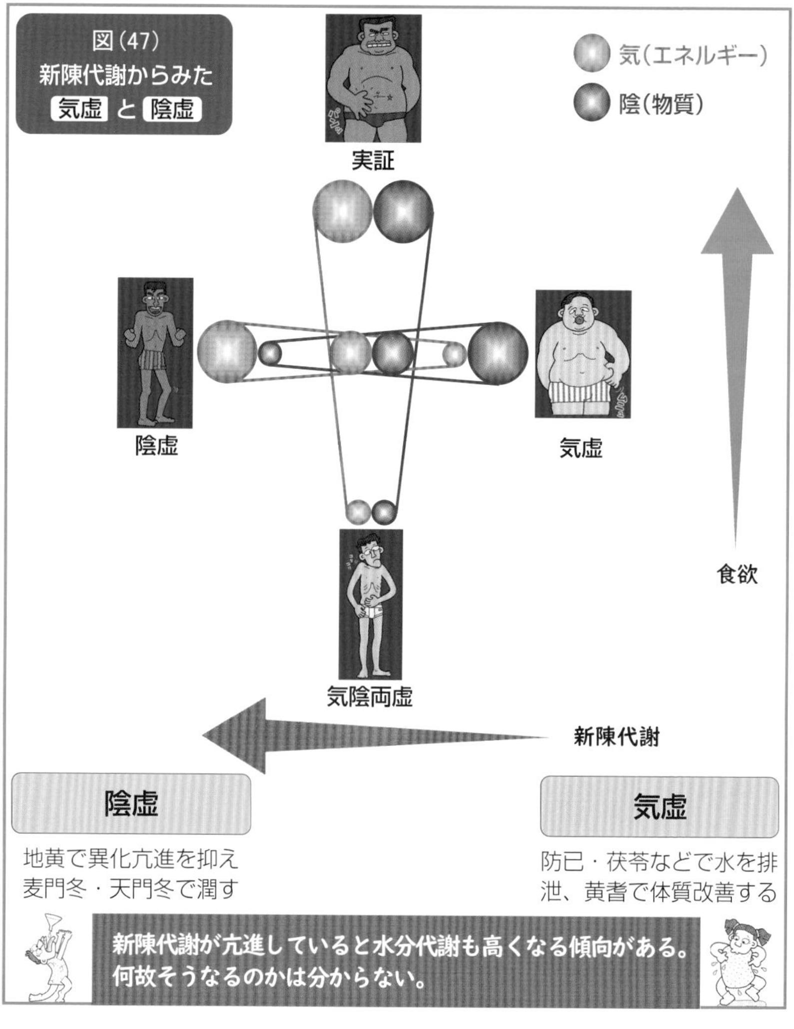

図(47)
新陳代謝からみた
気虚 と 陰虚

気(エネルギー)
陰(物質)

実証

陰虚

気虚

気陰両虚

食欲

新陳代謝

陰虚

地黄で異化亢進を抑え
麦門冬・天門冬で潤す

気虚

防已・茯苓などで水を排
泄、黄耆で体質改善する

新陳代謝が亢進していると水分代謝も高くなる傾向がある。
何故そうなるのかは分からない。

四君子湯の用途から気虚の病態を想像する

気虚と陰虚を新陳代謝から分類してみたが、気虚とか陰虚といった概念は容易には理解できない。概念を想像して薬を使うより、薬の使われ方から病態を想像する。

まずは四君子湯が使われてきた病態から気虚の病態を想像してみよう。

四君子湯を使う目標とは

古人は貧血気味で顔面蒼白、言語に力なく、手足倦怠で脈に力がないという五つの症があれば四君子湯の目標がそろっているとした[5)]。

痔の薬としても使われたが、まずは補中益気湯を使い、それで治らない者を治したとある。ただし四君子湯だけではなく槐角（かいかく）のような止血作用のある薬剤を使っている。特に唇が蒼白であることを重視している。

気虚の病態とは
顔面蒼白、口唇も蒼白➡貧血
言葉に力なく➡疲労
手足倦怠➡栄養不良、筋肉の痩せ
脈に力がない➡脈圧がない
食欲がない、との記載が多い

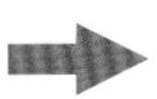

西洋医学的病態を想像すると貧血を意味している。
貧血で体が弱った時に使ったのだろう。

我々がこの状態を聞いた場合、健康な人が痔、胃潰瘍などの慢性の出血性疾患により貧血になり、体力が失われ、脈が弱った状態になった時（**慢性の出血による病態**）と想像することができる。手術ができない時代、胃潰瘍の出血、痔からの出血、消化管にできた腫瘍からの出血は体を弱らせたことは容易に想像できる。

人参には神経系の興奮作用、強心作用、新陳代謝を高める作用がある。だから慢性の出血性疾患で体が弱ってしまった時に四君子湯を使ったのではないかと想像される。体質分類と四君子湯の使われ方による分析から次のようなことが分かった。つまり気虚には2種類ある。

❶慢性の消耗性疾患

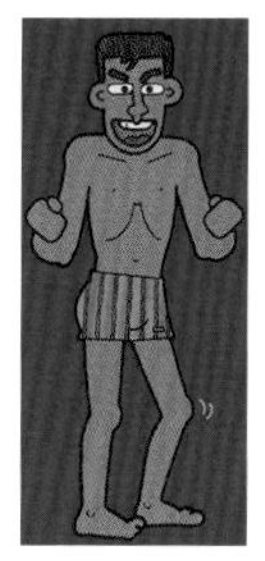
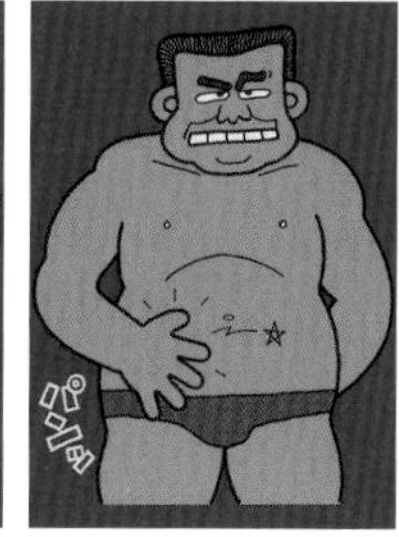
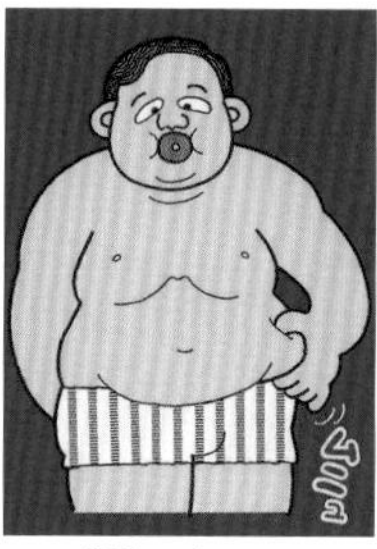
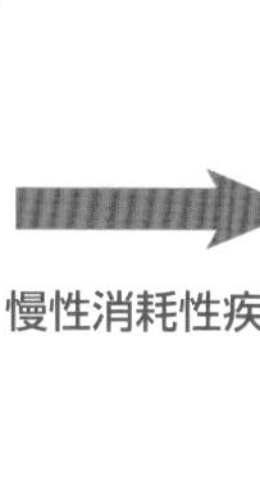

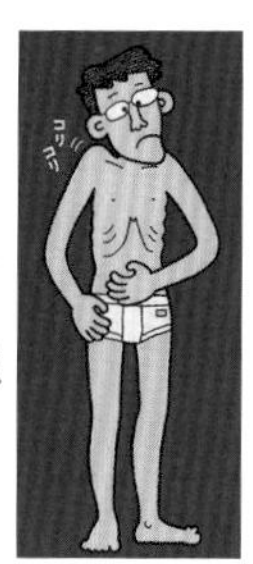

（図48）

どんな体質の人でも慢性消耗性疾患にかかると
肉体（陰）が減りエネルギー（気）も低下する

慢性出血で陰が失われると陰虚から気虚になり、気陰両虚になる。つまり痩せて元気がなくなる。慢性の下痢、抗がん剤の副作用でもこういった病態がみられる（図48）。治療は病気そのものの治療、例えば出血を止めるなどが必要になる。元気を出すために**人参**や**黄耆**、**党参**も使うことができる。

❷生まれつき消化管の栄養吸収能力が低い病態

もう一つの病態は生まれつき胃腸が弱く、食が進まず、貧血があり、食べても太らず筋肉の発達が悪いために血圧も低く、体が衰えている場合。この場合はもともとの消化吸収障害があるために起こった病態と言える（図49）。

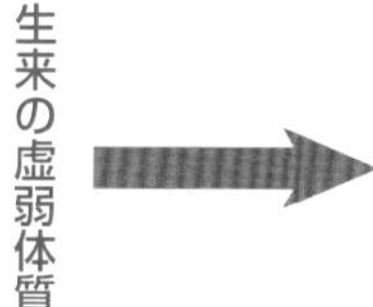

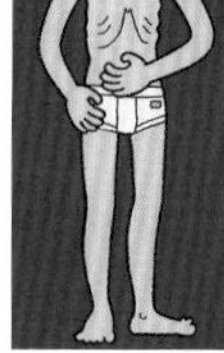

（図49）

このタイプの気虚には四君子湯は向かない。**六君子湯**か、もしくはもう少し消化吸収を助ける**縮砂**、**香附子**を入れて使うとよい。子供の時は**黄耆建中湯**や**小建中湯**でいい。**小建中湯**は腸の動きを穏やかにして食べ物の吸収を良くする。**桂枝加芍薬湯**に栄養剤の**膠飴**（アメ）を入れたものである。さらに弱っているときはこれに**黄耆**を足すと**黄耆建中湯**になる（図50）。

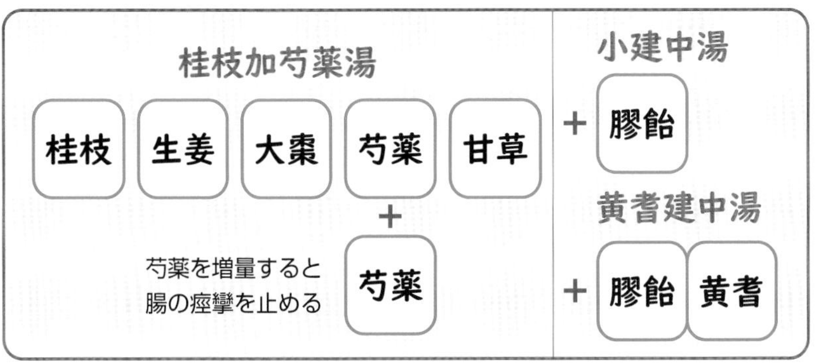

（図 50）桂枝加芍薬湯・小建中湯・黄耆建中湯の処方構成

現代における補気薬の意義とは何か

手術ができる現在では、慢性の出血、例えば痔出血、生理出血などで体力が奪われ、貧血になるような人はほとんどいない。また慢性の水様性下痢症で悩む人もいない。栄養は点滴でも補うことができ、虚弱体質からの気虚の病態をみることは少ない。補中益気湯は現代医学にはない升提作用があり、使い道が広いが、通常量では効果が出にくい。代表的な補気剤とその構成生薬を見てみよう（表 13）。

（表 13）代表的な補気剤とその構成生薬

補気剤	人参	白朮	茯苓	甘草							
四君子湯	○	○	○	○							
六君子湯	○	○	○	○	陳皮	生姜	大棗	半夏			
補中益気湯	○	○		○	陳皮	生姜	大棗	当帰	黄耆	柴胡	升麻
啓脾湯	○	○	○	○	陳皮	生姜	大棗	山薬	沢瀉	蓮子	山査子

（網掛け）は補気薬（補陽）　人参・黄耆が主薬

四君子湯

主薬が人参であり、神経興奮作用、新陳代謝を高める作用がある。茯苓は人参による水分停滞を防ぐために配合されていて、白朮は健胃作用と水分を排泄させるために配合されていると考えられる。

六君子湯

四君子湯はあまりに胃腸を良くする作用が弱いので、半夏、陳皮、茯苓、生姜、大棗の二陳湯を加えた六君子湯が主に使われる。

啓脾湯

脾は消化系の臓器の代表。それを啓く、つまり力をつけるという意味。水様性下痢症、小児の消化不良症によく使われる。慢性の下痢で栄養障害を起こした時に使われる。蓮子は下痢止め、六君子湯の半夏の代わりに消導薬の山楂子を入れ、沢瀉で水をさばき、山薬で元気を足す処方である。慢性下痢症で栄養が失われていく病態だがあまり現在では見かけない。

補中益気湯

李東垣が紀元1200年頃モンゴル軍の城攻めに合い、城内で多数の人が病になり、死んでいくのを防ぐために創られた処方。それまでは傷寒、つまり伝染病が大きな脅威だったが、城の中という伝染性疾患が入らない空間での病気を内傷ととらえて処方が創られた。山本巌先生の考察によれば、純粋な内傷ではなく、体力が落ちた時の疫病も混じっていたと考えられるが、そういった発想から六君子湯から半夏・茯苓を除き、当帰・黄耆・升麻・柴胡を入れた薬である。

気虚という病態の西洋医学的解析つまり新陳代謝からの解析と補気薬の解析から私は(表14)のような丸薬を生み出した。

(表14) 気虚という病態と補気薬の解析から生み出した丸薬

補気丸	黄耆、党参、人参、紅参などを考慮して創った。 抗がん剤の副作用などに使って効果を上げている。 元気な人が弱った時に使う薬である。
升提丸	脱肛、尿漏れなどに使用する。
消導丸	体質的な気虚に対して使う。 縮砂、半夏、莱菔子などを候補に創った。

◎陰虚に使われる四物湯から病態を考える

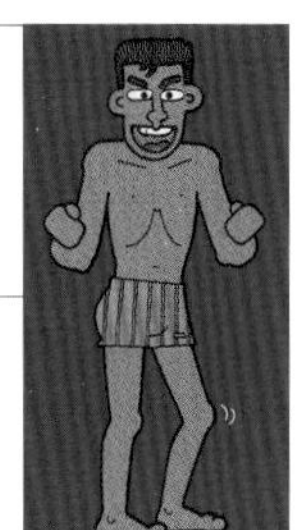

四物湯

当帰、芍薬、川芎、地黄

四物湯にはどのような作用があるのか

❶調経作用がある

四物湯が初めて書物に出るのは『和剤局方』で、芎帰膠艾湯から艾葉と阿膠を抜いたものである。『金匱要略』に出てくる芎帰膠艾湯を婦人病の止血に用いていたのだが、それが生理不順などの止血以外の効果も明らかになってきて四物湯ができたのではないかと山本巌先生は想像していた。四物湯の調経作用は当帰芍薬散(四物湯去地黄加茯苓沢瀉白朮)の作用から考えて当帰、芍薬、川芎の役割が大きいように思われる。

❷止血作用がある

大塚敬節先生はご自身の高血圧による眼底出血に四物湯加減の七物降下湯を創られた。四物湯の止血作用に血管拡張作用のある釣藤鈎、黄耆さらに胃を守るための黄柏を入れた。

つまり四物湯には止血作用があると想像される。

❸組織の萎縮を防ぐ作用がある？

当帰飲子は老人性皮膚掻痒症に使われる。高齢者になると皮脂腺の機能低下から乾燥肌になり掻痒症が起こる。当帰飲子は荊芥、防風、蒺藜子などの痒みを止める薬を四物湯に配合したものでこれを防ぐ作用があるが、老化による組織の萎縮にも効果があるように思える(**表 15**)。四物湯だけでも老人性皮膚掻痒症はましになる。

＊

疎経活血湯や独活寄生湯、三痺湯、調栄活絡湯など、高齢者の腰や膝の痛みを治す薬には骨を丈夫にする薬とともに四物湯が含まれていて、老化による組織の委縮を良くすると想像される(**表 16**)。

(表 15) 老人性皮膚掻痒症に使われる四物湯加味方の当帰飲子

補血	当帰	芍薬	川芎	地黄	
四物湯	○	○	○	○	
当帰飲子	○	○	○	○	蒺藜子、何首烏、防風、荊芥、黄耆、甘草

(表 16) 高齢者の腰膝痛に用いる漢方処方

疎経活血湯	四物湯	桃仁、牛膝、蒼朮、羌活、防已、茯苓、白芷、威霊仙、防風、竜胆草、甘草、生姜、陳皮
独活寄生湯	四物湯	独活、防風、桑寄生、秦艽、杜仲、牛膝、茯苓、党参、細辛、肉桂、甘草
三痺湯	四物湯	独活、続断、黄耆、杜仲、牛膝、人参、甘草、茯苓、防風、細辛、秦艽、桂枝、生姜
調栄活絡湯	四物湯	桃仁、紅花、桂枝、牛膝、羌活、大黄

❹慢性の炎症を抑える／異化作用を抑える作用がある

滋陰降火湯は結核などの慢性の炎症を抑える作用がある。また滋陰降火湯を五心煩熱に使うと熱が取れる。このことから異化亢進を抑える作用があると想像される。滋陰降火湯の構成生薬は当帰、地黄、芍薬、蒼朮、麦門冬、黄柏、陳皮、甘草、天門冬、知母である。

さらに老化により萎縮した組織を修復させる作用もあるようである。陰虚とは物質の欠損だから、血が失われるのも陰虚であり、組織の萎縮も陰虚であり、新陳代謝での異化亢進も陰虚となる。

新陳代謝から想像される陰虚の病態と薬の使われ方からの病態を解析して突き合わせても明瞭な陰虚の病態と薬との関係を明らかにすることはできなかったが、組織の萎縮を防ぐという意味では大きな発見になった（図51）。

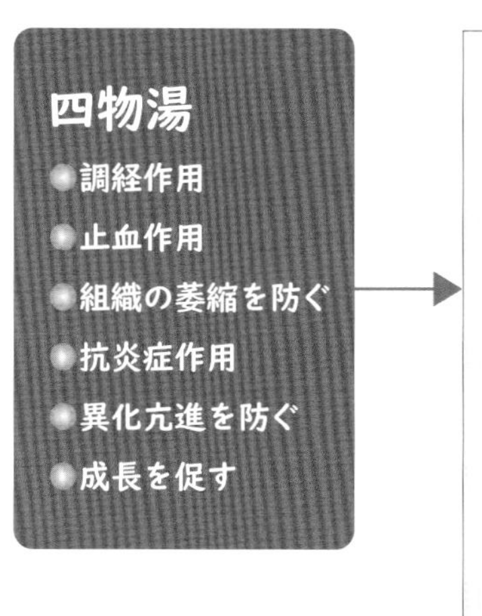

- 外界から取り込んだ物質（食物）を分解し、より簡単な化合物に変えるとともにエネルギーを取り出す過程を異化という。陰虚体質は食べたものが身にならず、エネルギーに変わるわけだから一般の人より異化が亢進している状態と言える。
- 炎症により異化亢進が進むことがあるので**四物湯**には慢性病の異化亢進を治めて炎症を終焉させる力があるのかもしれない。また炎症による異化亢進を抑えるので、組織の萎縮を防ぐのではないか？ただ、確定的なことは分からない。
- 調経作用は当帰芍薬散から考えて**当帰**、**芍薬**、**川芎**にあるのではないか？
- その他は**地黄**にあるのかもしれないが、明確ではない。

（図51）
四物湯の作用と
陰虚の病態との関連

西洋医学における四物湯の意義とは何か

補血の意義は明瞭ではないが、西洋医学にはない様々な作用を四物湯は持っており、今後、治療に活用できる部分が大きい。一例を上げると西洋医学ではよく効く飲み薬の止血剤がなく、四物湯の出番が多い。

腎虚の薬である「八味地黄丸」と「六味地黄丸」について

腎陰虚とか気虚とかいうことを言い出すとややこしくなるので、この薬がどうやって使われてきたかということで腎虚を考えてみたい。「**腎臓が成長を主る**」と昔の人は考えていたので、老化防止に八味地黄丸を使い、子供の成長が悪い時に六味地黄丸を使った。六味地黄丸は宋の銭仲陽が小児の泉門の閉鎖遅延、歩行の遅延、言語の遅延などを治す目的のために八味地黄丸から附子と桂枝を抜いて創ったと言われている。

つまり何らかの成長を促す働きがあると考えられる。この中で茯苓、沢瀉、山薬、山茱萸、牡丹皮にそういう作用はあまりなく、地黄の効果であろうことが想像される。

物質欠損、出血による陰の喪失、異化亢進のみならず老化による組織の萎縮、さらには成長不全にまで陰虚は関係していると想像される。こういった発想から私は(表 17)の丸薬を生み出した。

(表 17) 陰虚という病態と四物湯の解析から生み出した丸薬

止血丸	もともと四物湯には止血作用があるので、その作用を強くした。
骨関節丸	地黄を中心にして骨を丈夫にする薬を加えた。
歯槽膿漏丸	陰虚の人は水分蒸発が強いので、口が乾いて歯垢がつきやすく歯槽膿漏になりやすい。

Section 4

私は病にこう取り組んでいる〜不整脈を例に〜

医者にとって患者さんほど貴重な先生はいない

患者さんの言葉に深く耳を傾け、症状を注意深く観察することで、病気を治す新しい糸口を見い出すことがある。医者の常識にしばられていると、せっかくの貴重な情報も耳に入らず、悪くすれば患者さんの信用も失うことになりかねない。例えば患者さんが「**肩が凝ると不整脈がひどくなる**」と訴えても「**えっ、そんなことないでしょう**」と答えれば、患者さんは「**この先生は自分のことを分かってくれない**」と思ってしまう。医学的にみればそういう現象はおかしいかもしれない。でもその人の言葉を信じて、どうすれば病気が治るかを考えてみるとよい。もし「**肩が凝ると不整脈がひどくなる**」と患者さんに言われたら肩凝りを治してみよう。そしたらほんとうに不整脈が楽になるだろうか？

瀉血で不整脈は良くなる

不整脈の中年男性を治療していた。西洋医学の不整脈の薬が効かず、胸の苦しさを訴えていた。あるとき患者さんが面白いことを言った。「**不整脈が出て胸が苦しいとき、風呂に入って熱い湯を左肩にかけると、スーと楽になるのです**」と。

「**肩が凝るのですか**」と聞いてみると、「**ひどく凝ります。特に左肩がひどいです**」という。そこで肩凝りの治療をしてみることにした。凝りはずいぶんとひどかったので、鍼では効かないと考え、また血絡（糸ミミズのような血管の拡張）があったので、瀉血をした。瀉血とは皮膚を小さく切り、吸い玉で血を吸い出す治療法である（**図 52**）。やってみると血が吸い玉の中にいっぱい溜まった。そし

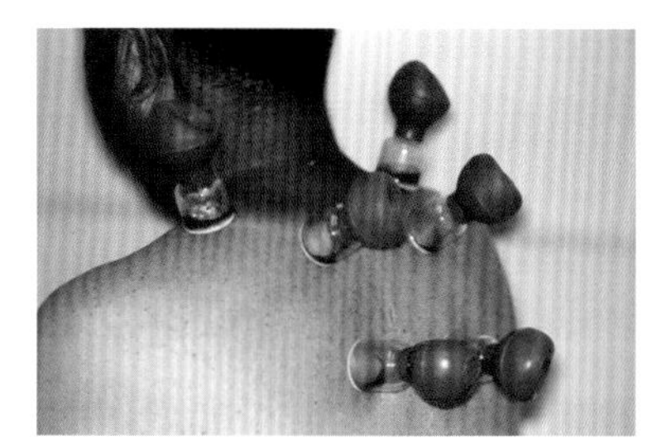

（図 52）瀉血療法

て肩凝りは楽になり不整脈も起こらなくなった。

どうも左肩の凝りと不整脈とは関係があるらしい。そこで通院中のもう一人の患者さんに試してみた。その患者さんは中年の女性で頑固な不整脈で困っていた。聞いてみると、やはり肩凝りがあるという。そこで患者さんの承諾を得て瀉血をした。やはり不整脈は良くなった。その後の数多くの経験から不整脈は左肩甲骨と背骨の間の凝りが原因の一つと信じるようになった。

瀉血をする代わりに駆瘀血剤は効くのか？ と聞かれれば効くと言える。まったく同じ効果ではないが代わりになる。

瀉血は陰圧で血を吸い出すのだが、血の溜まっている人はガラスの部分がすぐに一杯になる。そうなると陰圧が無くなるから吸い玉は外れるので、その辺りが血だらけになる。ガラスの容器に血が４杯ぐらい溜まることもあるから血の溜まり具合をみて拭いてやらねばならない。鍼を刺すと動脈をついたように血が1mも飛ぶことがあり、白衣も血だらけになる。この時点で、瀉血も駆瘀血剤も不整脈に効くことが分かった。

整体治療で不整脈は良くなる

次に肩凝りをマッサージで治すと不整脈が治るかが課題になった。本屋で諏訪長生館の丸茂眞先生が書いた『背中にふれて病気を治す』という本を見つけた。すごく重要な施術方法が惜しげもなく書かれているのに驚き、見学に行った。諏訪長生館はオステオパシーを源流に持ち、日本整体と融合した優れた治療法に思える。

丸茂氏はカリスマ性のある指導者で、弟子を８年間住み込みにして鍛えた後に開業を許していた。（図 53）は諏訪長生館のホームページからの図だが胸椎の 2-5 番が歪むと心臓にいろんな病気が起こることを示している。これを参考にしてその部分の胸椎の歪みを治し

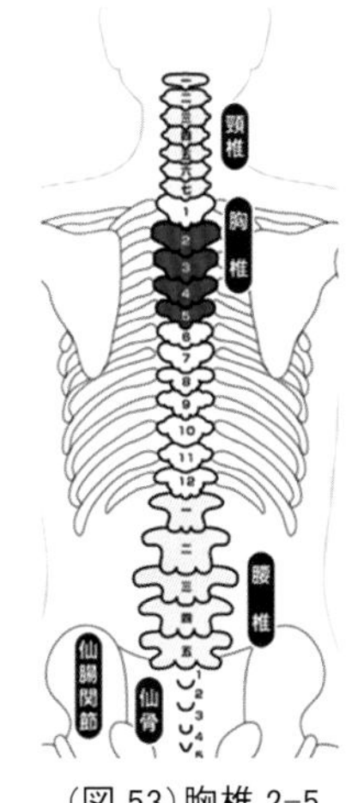

（図 53）胸椎 2-5

てやると不整脈が良くなることを見つけた。またそれだけではなく**治肩背拘急方**や**独活寄生湯**など様々な薬で骨格を緩めると、確かに薬でも良くなることを見つけた。それから骨の歪みと不整脈の関係を探るために**丹参**、**釣藤鈎**、**芍薬**などの丸薬を作り、試してみることで不整脈用の薬を創り上げた。

食べ過ぎると不整脈は悪化する

多くの不整脈の患者さんと話していると、食べ過ぎると不整脈がひどくなるので食べ過ぎないようにしているという。これを解明するために調べてみると脾湾曲症候群という病態に一致する。起立した状態では大腸の一番高い場所、つまり脾湾曲部に空気が溜まり横隔膜を押し上げ、心臓を捻じって狭心痛のような胸の痛みを起こす(**図 54**)。肛門からバルーンを入れて脾湾曲部を押し上げても心臓が持ち上げられるのでそういう症状が出る。不整脈も心臓が押し上げられて出るのだろう。これは漢方でいうところの**気滞**という病態になる。

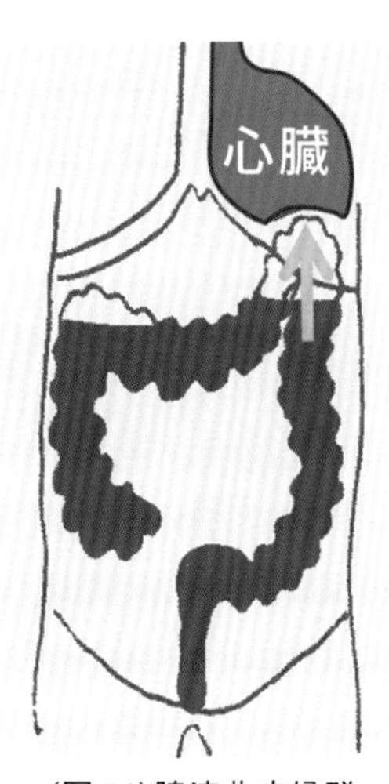

(図 54)脾湾曲症候群

気滞とは何か

気滞とは単に消化管に溜まったガスのことで、ゲップやオナラで体外に排泄されるため、特に問題ないと考えている漢方医が多い (**図 55**) 。

お腹にガスが溜まる原因は二つ。一つは食物と一緒に空気を飲み込むからである。また腸管内での異常発酵でガスが発生する。例えばスルメやサツマイモを沢山食べるとオナラが多いと言われるが、それは消化管での異常発酵によるものである。

溜まったガスはゲップやオナラとして排泄されるだけでなく、血液の中に溶け込んで呼気からも排泄される。ガスが腹に溜まる（私はガス腹と呼んでいる）原因の多くは足が冷えて足から帰ってくる血液が冷たいために腸が冷え、蠕動運動が弱まること、背中の凝りから腸の動きが悪くなることである。ガス腹はこういったことを治すことで腹のガスを追い出せる。

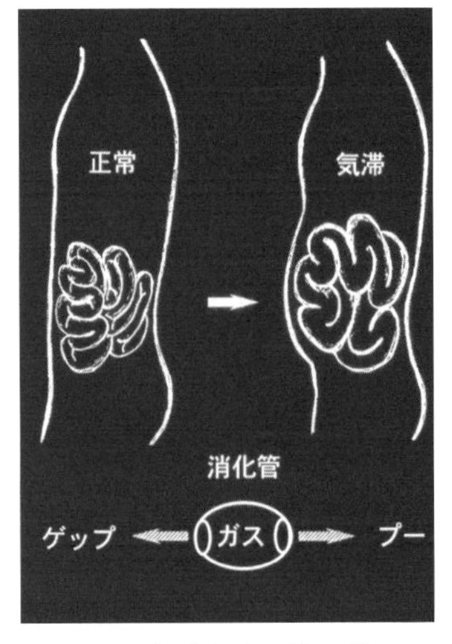

（図 55）気滞と消化管のガス

＊

腹にガスが溜まっても問題ないと思われがちだが、そうではない。ガスは腹腔の臓器を圧迫して循環不全を起こしたり、心臓を押し上げて不整脈を起こしてくると想像される（図 56）。

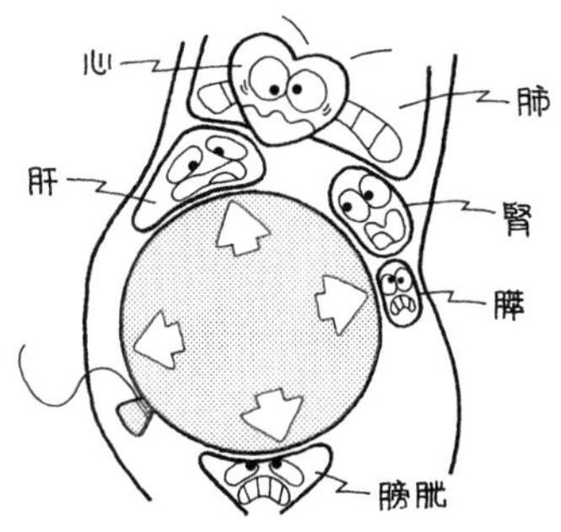

（図 56）ガスが腹腔臓器を圧迫

人間の場合ではないが、動物の牛の場合を取り上げてみよう。牛の胃にガスが溜まれれば周りの臓器を圧迫して虚血が起こるので急性腹症、つまり 24 時間以内に手術でガスを抜いてやる処置を取らねば牛は死んでしまう。牛の場合は胃がいくつもあるので、容易にはガスが出ていかない。人だって長期にガスが溜まると臓器の虚血から様々な病気が起こってくるのではないかと想像される。

＊

漢方における理気薬の代表は**陳皮**だがあまりに薬効がない。調べてみると理気の薬はすべてミカン科の生薬だということが分かる。その中で一番活性の強いのが**枳実**だろう（表 18）。

理気薬　（表 18）代表的な気剤に含まれる理気薬

香蘇散	陳皮	香附子	蘇葉	甘草	生姜	感冒を治す				
九味檳榔湯	陳皮	木香	蘇葉	厚朴	桂枝	檳榔子	生姜	甘草	大黄	脚気を治す
二陳湯	陳皮	半夏	茯苓	甘草	生姜	生姜	痰飲を治す			
六君子湯	陳皮	人参	白朮	茯苓	甘草	半夏	大棗	生姜	気虚・胃弱を治す	
平胃散	陳皮	蒼朮	厚朴	甘草	生姜	大棗	胃内の水毒・食毒を治める			
女神散	当帰	香附子	檳榔子	白朮	人参	桂枝	黄芩	血症・上衝・眩暈を治す		
	川芎	黄連	木香	丁香	甘草	大黄				

陳皮	橘紅	青皮	枳実	枳殻	ミカン科の皮や未成熟果実を用いている生薬としては類似のもの

ただ理気薬だけでは無理で、消導薬なども必要である。

駆瘀血剤、骨関節疾患の薬、理気剤の中でどれがよく効くか？ どれが治す確率が高いかを調べていきながら不整脈の薬を創っていく。

その結果、心臓カテーテルによるアブレーション後に再発した心室性不整脈を治せるようになった。また整体だけでも多くの心室性不整脈を治せるようになった。

私の診療スタイル―漢方丸薬で難病を治す

病気と闘うときは総力戦である。持てるだけの知識と方法で病気と対峙していかねば西洋医学で治りにくい病気を治すことはできない。ここで強調しておきたいのは、伝承医学の中の鍼灸といった物理療法にも素養がないと病気は治せないということである。

私は東京の銀座で丸薬とオステオパシーによる整体術だけで難病の患者さんを治療している（図 57）。クリニックに来られるのは西洋医学では治らないか治りにくい難病の患者さんで、一般的な内科に来られるような患者

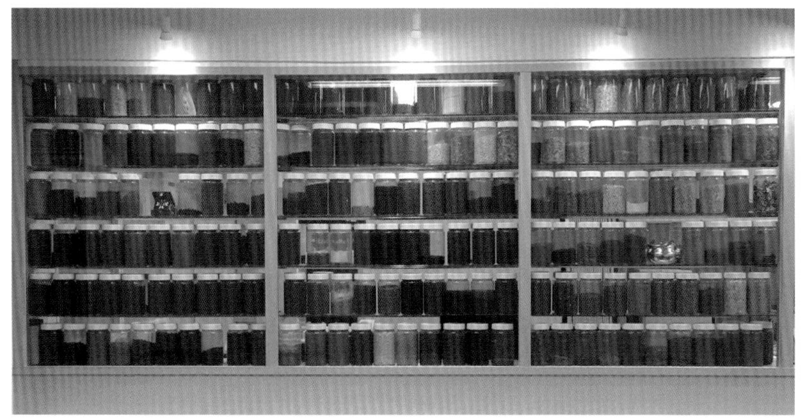

(図57)香杏舎銀座クリニックの薬品棚

さんは来られない。多くの人が誤解しているのは、私のクリニックを単なる開業医だと考えていることである。そうではなく、臨床漢方研究所を兼ねている。

＊

西洋医学の世界では製薬会社が薬を作り、医者がそれを使うという図式ができている。しかし漢方の世界はそうではない。漢方医が新しく効く処方を見つけたら、その効果が本当かどうか親、子、孫の3代にわたってその効果を検証して、確かとなれば秘伝の薬帳にそのことを書き留めて子孫へ受け継いでいった。つまり、漢方研究開発は漢方医院が受け持っていて、それは今でも変わらない。中国人初のノーベル賞をもらったヨウヨウは青蒿を煎じるのではなく、熱を加えないことでマラリアに対する効果が落ちないことを発見した。生薬の基礎研究とはそういうものである。

＊

日本では漢方の臨床研究所を兼ねているクリニックはほとんどないと言っていい。慶応大学といった大学には漢方外来があり、日本には漢方外来を併設している大きな医療施設が幾つもある。しかし、こういった施設は基本的に保険のエキス漢方で治療していて、保険で煎じを出すことはおそらく費用の面からだと思うが、あまりしていない。つまり保険のエキス漢方しか使っていない。混合診療を恐れて、煎じ薬による自費診療をしていないのである。大学の附属研究所という形で煎じ薬の自費診療をしている施設が日本には数ヵ所ある。しかし煎じ薬での生薬分析が困難なことは言うまでもない。

私は単味の丸薬を使って生薬の薬効を十分に調べたうえで、今までにない難病に効く処方を新しく創る努力をしている。こういった研究をしているのは私のクリニックしかないのではないかと思う。

*

私の丸薬の効き目に驚き、数多くの丸薬を見ると、**「どんな生薬が入っているのですか？」「どんな病気に効くのですか？」**と質問されることが多いが、答えようがないといっていい。そもそも一つの処方がどんな病気に効くのかは難しい。そんなに単純ではないのである。

*

私は、駆瘀血剤はショットガンセラピーをしていることを説明した。こうすることで迷いがなくなり、薬を使うことができるが、この処方内容をオープンにせよということは私に恥をさらせということに他ならない。決め手になる生薬をまだ見つけきれていないからである。無論、単味の生薬の研究は続けてきている。私が足の親指の爪角が炎症を起こし、拍動性の痛みで靴を履くことができなかったときは**牡丹皮丸**を飲むことで靴が履けるようになった。なるほど、**牡丹皮**は駆瘀血作用だけではなく、消炎薬に分類しているのだと分かった。**蘇木**は数十kg以上の丸薬を使って調べてきた。だから少しずつ駆瘀血薬の解明は進んではいるが、開発途上にある。私の丸薬はものすごく効くものも多いがそれとて開発途上にあることに変わりはない。丸薬を研究し始めて25年になるが、丸薬による生薬や処方の解析は始まったばかりである（**図58**）。

*

保険漢方エキスを使っている先生は駆瘀血剤を使う場合、便秘のある人には**通導散**、ない人には**桂枝茯苓丸**を使ったりする。下痢を起こさない瘀血を取る薬は**桂枝茯苓丸**しかないからである。**通導散**は馬に蹴られたり、

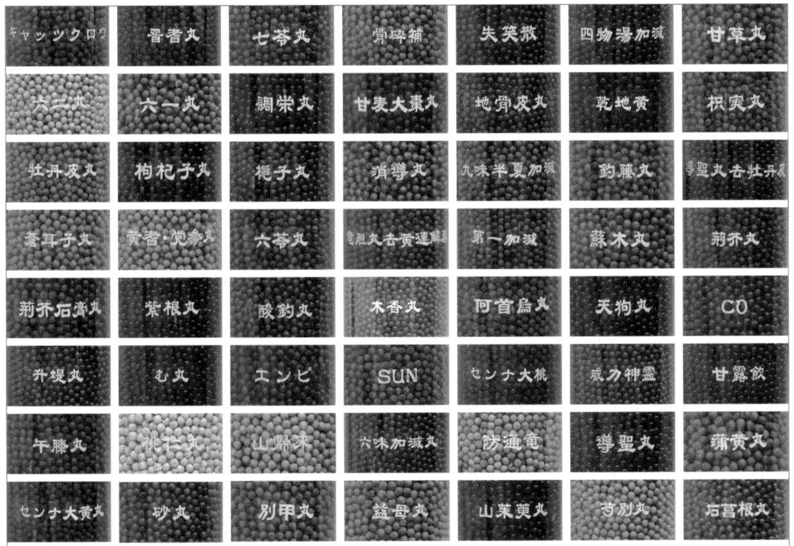

(図 58)日笠穣丸薬コレクションの一部

私の丸薬のコレクションの一部である。研究用の丸薬、組み合わせて使う丸薬、そのまま使える丸薬など様々である。名前と中身が一致しないこともある。人参が高騰すれば党参にせねばならないこともあるし、必要がない生薬を省いてもそのままの名前で使っていることもある。ここにはないが肉丸という丸薬がある。肉蓯蓉だけで四物湯の効果があると言われているので四物湯の解明に使っている。また地黄は胃にこたえるが、肉蓯蓉はそういったことがないので、どのくらい地黄に近い効果があるかも調べている。研究は地味で根気のいる仕事である。

馬車にひかれたりするのを治す薬で、**桂枝茯苓丸**は婦人の腹の中に塊があり、不正出血を治す薬として創られた。これを同じように使うことはおかしい。**通導散**でも**大黄**と**芒硝**を抜けば下痢をしない。エキス漢方しか使っていない人に言葉でどれだけ説明しても理解してもらうことは難しい。

医者が臨床研修なしで治療ができないのと同じで、使ったこともない、聞いたこともない処方を、本を読むだけで使えるようになることはない。

病気によって薬の使用量も違う。唯一学べる方法は自分の患者さんに丸薬を使いながら生薬を学んでいくことである。

インターネット上に総合漢方研究所を構築したい

私は兵庫医科大学に漢方研究所を作ろうとして失敗したことを書いた。晩年、私の父が「おまえが漢方研究所を作っていればすごいものができただろうに」と残念がってくれた意味が、本書を読んで少しは理解して頂けたと思う。

もしある医者が自分の患者さんの難病を丸薬で治したいので私と共同診察したいと言うなら、共に経過を診ながら丸薬で治療していくことも可能である。そうすることで病気の見方や生薬の考え方を学んでもらうことができる。また新しい丸薬を開発することもできるだろう。すべては実践でしか学べないのである。

すでに私はインターネットを使い、医者同士で経過をフォローできるシステムを開発している。この方法を用いれば私のクリニックに来て陪席する必要もない。私は遠隔診療でフランスのニースやオーストラリアのメルボルン、ハワイなどと遠隔診療した経験があり、日本国内でもインターネットを使った診療を実施している。こういった方法を利用してインターネット上に丸薬専門の漢方総合研究所のプラットフォームを作ることができるはずである。婦人科や整形外科などの専門医が協力し合えば難病に苦しむ人を助けることができる。各科の専門医が 10 人も集まれば、素晴らしい漢方の総合研究所をインターネット上に構築することができるのではないか。

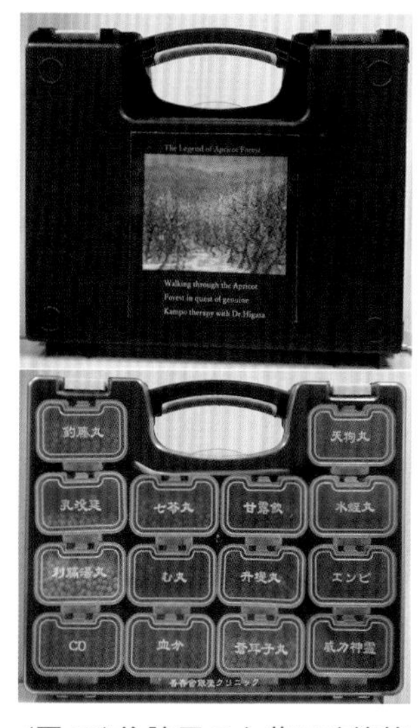

(図 59)往診用の丸薬百味簞笥

引用参考文献

1）成川一郎：漢方の主張，健友館，1991 年

2）日笠穣他：温冷水および温食物の摂取による深部体温の変化－温服の意義について，日本東洋医学雑誌第 44 巻第 4 号，1994 年

3）甲賀通元編：重訂古今方彙(復刻)，雄渾社，1993 年

4）日笠穣他:脳動脈硬化症に対する釣藤散の臨床効果，脈管学 27 (6) 1987 年

5）矢数道明，臨床応用漢方処方解説，創元社，1981 年

6）矢数格，漢方一貫堂医学，医道の日本社，1984 年

最後に

学問を学ぶためには記憶と理解が大切であることは誰でも知っている。理解すれば記憶することが少なくなり、記憶があればそれを標識として理解が進む。つまり理解と記憶は車輪の両輪のように学問を制覇していく。

漢方医学のように整理されていない膨大な知識、不確実な情報が混然と交じり合い、未開の原生林が果てしなく続いているような状況では記憶と理解を頼りに原生林を歩くことはできない。そういう場合は整理・分類から理解を進めていく必要がある。昆虫学者が原生林の中で蝶を見つけたとしよう。その蝶は未発見のものだと分かったら、触角の形などから蝶の分類を始める。それと同じように漢方の処方を理解するためには分類・整理が必要で、それがいかに稚拙であったとしてもそれを繰り返すことでしか理解は進まない。

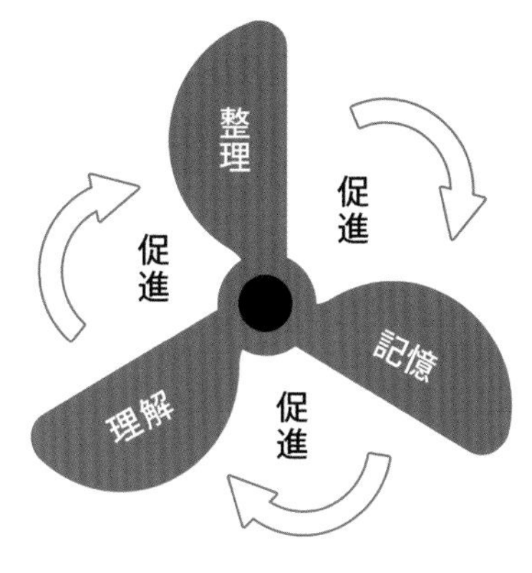

我々がやらねばならないのは西洋医学の常識に則った生薬の分類と整理であり、従来の漢方医学的な分類であってはならない。実際に西洋医学的な整理と分類をすることで試行錯誤がなくなり、理解が深まることを漢方利水剤などで説明してきた。

こういった学問的手法は極めてオーソドックスなものであり、デカルト以来の科学的手法と言っていい。この考え方がまったく漢方業界で受け入れられないことに私は驚いてきた。何故伝わらないのだろう？ 神戸といった地方で診療しているから情報が伝わらないと思い8年前に東京の銀座に出てきた。

銀座に行くというメールをニューヨークにいる陶先生に送った。すると(Why Do you go such a fancy place？どうしてそんな素敵な所に行くの？)とメールが返ってきた。私は(Ginza is the old man`s　last battle field. ジジイの最後の戦いの場所だ)と書いて送った。少なくとも山本巌先生が教えてくれた科学的手法で漢方を解明するという考え方を次世代の漢方医に伝えるのが私の使命である。

2020年2月

著者　日笠　穣

著者紹介

日笠　穰　ひがさ・みのる

1979年　兵庫医科大学を成績優秀により特待生として卒業。
兵庫医科大学の循環器内科で研修後、県立尼崎病院内科、西武庫病院、鐘紡記念病院和漢診療部（現在は神戸百年記念病院に名称変更、非常勤）勤務。
1992年　漢方専門医院を神戸に開業。
2012年　東京銀座に医院を移転、現在に至る。

＊

1993年～兵庫医科大学　薬理学非常勤講師。
1992年～1994年　兵庫医科大学　皮膚科学非常勤講師。
1988年～1996年　兵庫医科大学　評議員
1987年　癌免疫の研究にて学位授与
漢方は山本巌先生に師事

【連絡先】
香杏舎銀座クリニック
〒104-0061 東京都中央区銀座2丁目2-4　ヒューリック西銀座第2ビル3階
☎ 03-6228-6763

漢方丸薬で難病を治す―山本巖漢方を発展させたら丸薬にたどり着いた

2020年3月28日　第1刷発行

著　　者　日笠　穰
発 行 人　垣本 克則
発 行 所　株式会社 メディカルユーコン
〒606-8225 京都市左京区田中門前町87番地
☎(075) 706-7336　Fax(075) 706-7344
Webサイト＝ https://www.yukon.co.jp/
e-mail＝ info@yukon.co.jp

装丁／臼井 基夫（creative works Scene inc.）
印刷・製本／亜細亜印刷株式会社
落丁本・乱丁本はお取替えいたします. ISBN978-4-901767-37-8